# 新发传染病
# 健康安全防护
## 公众指南

中华预防医学会/编著

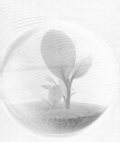

人民卫生出版社

**图书在版编目（CIP）数据**

新发传染病健康安全防护公众指南 / 中华预防医学会编著 . —北京：人民卫生出版社，2020

ISBN 978-7-117-29892-6

Ⅰ.①新… Ⅱ.①中… Ⅲ.①传染病防治 — 指南 Ⅳ.①R183-62

中国版本图书馆 CIP 数据核字（2020）第 039687 号

| | | |
|---|---|---|
| **人卫智网** | **www.ipmph.com** | 医学教育、学术、考试、健康，购书智慧智能综合服务平台 |
| **人卫官网** | **www.pmph.com** | 人卫官方资讯发布平台 |

新发传染病健康安全防护公众指南

编　　著：中华预防医学会

出版发行：人民卫生出版社（中继线 010-59780011）

地　　址：北京市朝阳区潘家园南里 19 号

邮　　编：100021

E - mail：pmph @ pmph.com

购书热线：010-59787592　010-59787584　010-65264830

印　　刷：北京顶佳世纪印刷有限公司

经　　销：新华书店

开　　本：889×1194　1/32　印张：4

字　　数：65 千字

版　　次：2020 年 4 月第 1 版　2022 年 10 月第 1 版第 3 次印刷

标准书号：ISBN 978-7-117-29892-6

定　　价：25.00元

打击盗版举报电话：010-59787491　E-mail：WQ @ pmph.com

质量问题联系电话：010-59787234　E-mail：zhiliang @ pmph.com

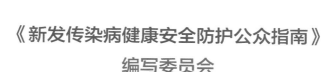

## 《新发传染病健康安全防护公众指南》
## 编写委员会

名誉主编　徐建国

主　　编　杨维中　梁晓峰

副 主 编　董小平　施小明

编　　委（按姓氏汉语拼音排序）

戴耀华　董小平　高志良　李　川

李凤琴　李振军　梁晓峰　刘　涵

刘　倩　刘起勇　刘召芬　施小明

王临虹　吴　静　杨维中　张伶俐

张流波　赵辰光　赵文华

# 前　言

2019 年岁末年初，一种新发传染病——新型冠状病毒肺炎（以下简称"新冠肺炎"）突现武汉。全国累计确诊病例数超过 8 万，我国各省（自治区、直辖市）均有病例出现，造成 3 000 余人死亡。在党中央、国务院的直接领导下，我国实施了前所未有的"围堵"策略，依法、科学、有序地进行疫情防控，已经取得了显著成效，湖北省的疫情也得到了有效控制。

新冠肺炎给人民群众生命安全和身体健康带来了巨大的影响，严重干扰了人们正常的生产、生活和社会运行。中国内地各省份曾全部启动突发公共卫生事件一级响应。除中国以外，全球共有 100 多个国家向世界卫生组织报告了病例，世界卫生组织也将新冠肺炎在全球的传播和影响风险级别上调至最高级——非常高，即全球大流行。

除新冠肺炎外，近年来，传染性非典型肺炎、人感染高致病性禽流感、甲型 H1N1 流感、埃博拉出血热和中东呼吸综合征等新发传染病不断涌现。这些新发传染病在早期往往难以确定病原体,人类普遍易感,且缺少特异性的预防和治疗方法,容易造成民众的恐慌和社会的动荡。

为了更好地帮助公众了解新发传染病相关知识,配合抗击新冠肺炎疫情,做好个人和家庭科学防护,保障民众身心健康,我们组织了 10 余位不同领域的专家学者,围绕食品安全、动物安全、环境安全、生物安全等健康安全各方面,编写了《新发传染病健康安全防护公众指南》。由于时间仓促,本书难免存在不足或疏漏之处,敬请各位同仁和读者批评指正。

中华预防医学会

2020 年 3 月

# 目  录

一、认识新发传染病…………………………………… 1

   1. 什么是新发传染病 ………………………………… 1

   2. 新发传染病的特点是什么 ……………………… 1

   3. 近年来新发传染病主要有哪些 ………………… 2

   4. 在我国主要流行的新发传染病有哪些 ………… 3

   5. 新发传染病的发生与哪些因素相关 …………… 3

   6. 新发传染病是如何传播的 ……………………… 3

二、关注食品安全……………………………………… 5

   1. 如何避免出现食品安全问题 …………………… 5

   2. 餐桌上的野生动物真的美味又安全吗 ………… 6

   3. 为什么不能随便采摘野菜食用 ………………… 8

   4. 谨防野生毒蘑菇中毒 …………………………… 10

   5. 疫情期间,家庭、餐馆和单位食堂如何

      防范………………………………………………… 11

   6. 疫情期间,食材采购应注意什么 ……………… 13

   7. 食材如何加工处理才能吃得放心 …………… 14

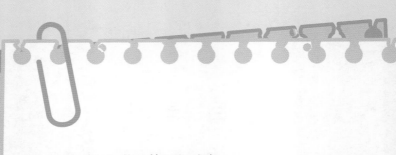

8. 餐具、茶具等如何消毒……………… 14

9. 冰箱是安全储存食品的保险箱吗 ………… 15

10. 买来的畜禽肉蛋烹饪前需要清洗吗………… 16

11. 家庭就餐如何吃得更安全 ……………… 18

三、合理膳食与均衡营养……………………………20

1. 疫情期间,居家如何饮食更合理 …………… 20

2. 疫情期间,中小学生饮食应注意哪些问题…… 22

3. 疫情期间,老年人饮食应注意哪些问题 …… 23

4. 疫情期间,超重肥胖成年人应注意哪些
   问题 ……………………………………… 24

5. 疫情期间,高血压患者饮食应注意哪些
   问题 ……………………………………… 26

6. 疫情期间,2型糖尿病患者饮食应注意哪些
   问题 ……………………………………… 27

7. 购买预包装食品,如何看懂上面的营养
   信息 ……………………………………… 29

8. 罐头食品有营养价值吗 ……………… 30

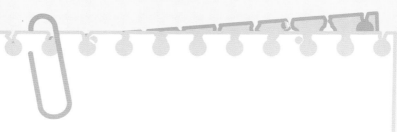

9. 营养对人的免疫力有哪些影响 ····················· 31

10. 疫情期间,如何保持适量身体活动 ············· 32

四、动物安全与健康 ····································35

1. 不吃野生动物 ····································· 35

2. 与野生动物的正确相处方式有哪些 ············· 35

3. 野生动物都携带病毒吗 ························· 36

4. 野生动物与新发传染病有什么关系 ············· 37

5. 什么是人兽共患病 ····························· 38

6. 以动物为传染源的人兽共患病有哪些 ········· 38

7. 动物也会得寄生虫病吗 ························· 39

8. 不得不说的狂犬病 ····························· 39

9. 如何把弓形虫病挡在家门外 ···················· 41

10. 动物的皮肤真菌病能传染给人类吗 ············· 41

11. 毛、尘过敏者需警惕什么 ······················ 42

12. 什么是猫抓病 ································· 43

13. 如何做好家养宠物的卫生 ···················· 44

14. "另类宠物"可能成为健康杀手 ················· 44

五、带你了解环境安全与健康 ……………………46

  1. 关注小环境,共享大健康 …………………… 46

  2. 空气污染对健康的影响及防护 …………… 47

  3. 土壤与人体健康……………………………… 48

  4. 饮水与人体健康……………………………… 49

  5. 外出回家后,外套应该如何消毒 ………… 50

  6. 疫情期间上班会有哪些不必要的困惑 ……… 51

  7. 家里的卫生间应该做好哪些防护 ………… 52

  8. 疫情期间上班的个人防护要求有哪些 …… 53

  9. 你会正确使用消毒剂吗………………………… 53

  10. 你会正确使用醇类消毒剂吗 ………………… 54

  11. 频繁使用消毒剂是否影响身体和环境 ……… 55

  12. 疫情期间如何做好生活垃圾的收集和
      处理……………………………………………… 56

  13. 疫情期间如何做好家用化学品的存放和
      使用……………………………………………… 57

  14. 疫情期间公共场所需要采取哪些防控措施…… 58

  15. 疫情期间如何做好手卫生 ………………… 60

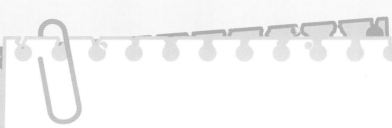

16. 含氯消毒剂和含碘消毒剂使用注意事项…… 61

17. 如何做好居家消毒和个人防护 ……………… 61


六、生物安全知多少………………………………63

1. 什么是生物安全……………………………… 63

2. 生物安全重要吗……………………………… 63

3. 我国有《生物安全法》吗 …………………… 64

4. 为什么要保持微生物在自然界的生态平衡 … 65

5. 真的存在外来生物入侵吗 …………………… 65

6. 如何保障实验室的生物安全 ………………… 66

7. 实验室工作人员防护要求有哪些 …………… 67

8. 耐药微生物的生物危害性 …………………… 68

9. 禁止猎奇探险人类尚未涉足的地方 ………… 69

10. 病原体通过空气传播的知识你了解吗 …… 69

11. 你了解基因工程的生物安全问题吗………… 70

12. 新发传染病有疫苗吗,研发疫苗的程序有哪些……71

13. P3、P4 实验室代表什么 …………………… 71

14. 病原微生物是怎样分类的 ………………… 72

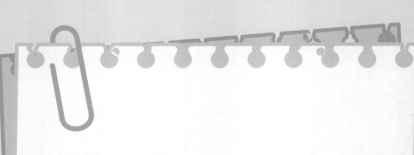

七、暴发疫情下的救护安全 ⋯⋯⋯⋯⋯⋯⋯⋯74

  1. 什么是传染病定点医院⋯⋯⋯⋯⋯⋯⋯ 74

  2. 为什么要设立传染病定点医院 ⋯⋯⋯⋯ 74

  3. 传染病定点医院与普通医院的区别是什么⋯ 75

  4. 什么是方舱医院⋯⋯⋯⋯⋯⋯⋯⋯⋯ 76

  5. 为什么要设立方舱医院⋯⋯⋯⋯⋯⋯ 77

  6. 方舱医院的环境如何⋯⋯⋯⋯⋯⋯⋯ 77

  7. 在方舱医院接受治疗安全吗⋯⋯⋯⋯⋯ 78

  8. 方舱医院的医疗条件如何保障 ⋯⋯⋯⋯ 78

  9. 如何实现传染病的分级防控⋯⋯⋯⋯⋯ 79

  10. 疫情下普通疾病就诊流程 ⋯⋯⋯⋯⋯ 79

  11. 疫情下发热就诊流程⋯⋯⋯⋯⋯⋯⋯ 81

  12. 疫情下在普通医院就诊如何做好个人防护⋯⋯ 82

  13. 疫情下在传染病定点医院接受治疗如何做好

     个人防护⋯⋯⋯⋯⋯⋯⋯⋯⋯⋯⋯⋯ 82

  14. 疫情下在方舱医院接受治疗如何做好个人

     防护⋯⋯⋯⋯⋯⋯⋯⋯⋯⋯⋯⋯⋯⋯ 83

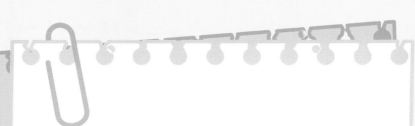

八、居家防护要做好···············································84

  1. 如何保持室内卫生 ····································· 84

  2. 如何做好个人清洁 ····································· 85

  3. 家用体温计如何选择······························ 86

  4. 居家运动有哪些注意事项 ····················· 86

  5. 有哪些推荐的居家运动方式····················· 87

  6. 云办公久了如何缓解视疲劳····················· 89

  7. 外卖和快递的正确打开方式······················ 89

  8. 外出乘坐公共交通工具有哪些注意事项······· 90

  9. 如何战胜内心恐惧,拥抱美好明天··············· 91

九、重点人群的防护···············································93

  1. 老年人预防新发传染病日常生活怎么做········ 93

  2. 患有慢性病的老年人如何做好居家疾病

    管理································································ 94

  3. 疫情期间,入住养老机构的老年人如何做好

    防护······························································ 96

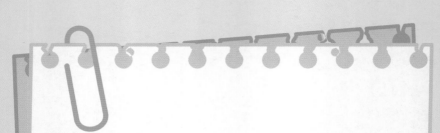

4. 慢性病患者在疫情期间如何防护 …………… 97

5. 疫情期间如何做好慢性病自我管理………… 98

6. 疫情期间如何备孕和做好孕前保健………… 100

7. 孕期如何做好防护与保健 ………………… 102

8. 产褥期防护和保健要点有哪些 …………… 105

9. 儿童和成人相比,疫情期间有哪些特别的
   防护措施 ………………………………… 107

10. 疫情期间孩子生病,在什么情况下该去
    医院………………………………………… 108

11. 疫情期间如何提高孩子的免疫力 ………… 108

# 一、认识新发传染病

## 1. 什么是新发传染病

　　新发传染病一般是指 20 世纪 70 年代以后发生的、由全新的病原微生物引起的传染病。新发传染病的病原体有病毒、细菌及寄生虫等。新发传染病的临床类型复杂,起病有急性的,也有慢性的;有涉及呼吸系统、消化系统、中枢神经系统的,也有涉及血液系统、免疫系统的。

## 2. 新发传染病的特点是什么

　　新发传染病的特点是涉及的病原微生物为全新的,以往不被人类所认知,在早期往往难以确定病原体,难以迅速建立特异性的诊断方法;人类普遍缺乏对新发传染病的免疫力,从而对新发传染病普遍易感,罹患人数可在短时间内迅速增多;缺少特异性的预防和治疗方法,缺乏疫情处置和临床救治技术手段,容易造成民众的恐慌和社会的动荡。随着全球一体化进程加速,一些新发传染病,特别是呼吸系统的传染病还可在短时间内造成跨国界、跨洲界,甚至全球性传播和暴发。

相关研究资料证实,在所有的新发传染病中,约75% 为动物源性。

### 3. 近年来新发传染病主要有哪些

新发传染病病原体多种多样,所致疾病种类繁多。造成国际重大影响的代表性新发传染病,包括 20 世纪 80 年代的艾滋病,90 年代的疯牛病,21 世纪初的传染性非典型肺炎(即严重急性呼吸综合征,severe acute respiratory syndrome,SARS) 和人感染高致病性禽流感,之后的埃博拉出血热、中东呼吸综合征(Middle East respiratory syndrome,MERS) 和寨卡病毒病,而 2020 年初暴发的新型冠状病毒肺炎(简称"新冠肺炎")是离我们最近的新发传染病。

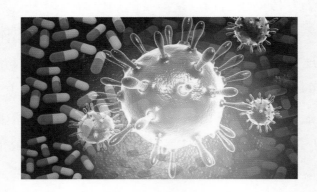

### 4. 在我国主要流行的新发传染病有哪些

一些新发传染病首发在国外,输入我国后造成流行并且长期存在,如艾滋病、丙型肝炎、甲型 H1N1 流感、猪链球菌病、莱姆病、产志贺毒素大肠杆菌感染等;一些新发传染病尚未传入我国,如埃博拉出血热、疯牛病、拉沙热等;也有自国外输入的 MERS 病例,但被成功治疗并阻断。还有一些新发传染病首先出现于我国,后传至其他国家,如 SARS、人感染 H7N9 高致病性禽流感、发热伴血小板减少综合征等。

### 5. 新发传染病的发生与哪些因素相关

新发传染病的发生往往十分偶然,大约 75% 的新发传染病为动物源性。微生物的进化与变异、生态环境的变化、国际贸易和旅游的发展、人口的流动与人类的行为等都是新发传染病发生的相关因素。

### 6. 新发传染病是如何传播的

一些新发传染病主要通过直接接触带毒或患病动物感染,如拉沙热、肾综合征出血热等;一些通过病媒生物传播,如发热伴血小板减少综合征、寨卡病毒病等;更多的新发传染病在感染和适应人体后,成为可以在人间持续性传播的传染病,如艾滋病、SARS、MERS、新冠肺炎等。新发传染病传播方式多种多样,如呼吸道传播、接触传播、粪-口传播、病媒传播、体液传播等。

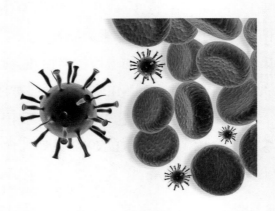

# 二、关注食品安全

## 1. 如何避免出现食品安全问题

疫情期间为了避免出现食品安全问题,家庭、餐馆及单位食堂在制作食品时应遵循世界卫生组织提出的"食品安全五要点",即:保持清洁、生熟分开、烧熟煮透、保持安全温度、清洁的水和食材,具体为:

(1)保持清洁:拿食品前、制作食品期间和便后都要洗手。清洗和消毒贯穿于食品制作的所有场合、容器和设备。

(2)生熟分开:生肉、禽类和海产品要与其他食品分开加工。处理、存放生的食物要用专用的储存器皿、处理设备和用具(如刀、砧板)。

(3)烧熟煮透:食物要彻底做熟,尤其是肉、禽、蛋和海产品。

(4)保持安全温度:食物尽量现吃现做,一次吃完。熟食若不能一次吃完,在室温下存放不得超过 2 小时。

（5）清洁的水和食材：挑选新鲜和有益健康的食材，并使用安全的水处理食材。

## 2.　餐桌上的野生动物真的美味又安全吗

2020年2月24日，全国人大常委会表决通过了《关于全面禁止非法野生动物交易、革除滥食野生动物陋习、切实保障人民群众生命健康安全的决定》，自公布之日起施行，全面禁止食用国家保护的"有重要生态、科学、社会价值的陆生野生动物"以及其他陆生野生动物，包括人工繁育、人工饲养的陆生野生动物。

野生动物是指在野外环境生长繁殖的动物。我国餐桌上的野生动物多种多样，飞禽走兽无所不有，常见的有貉子、豪猪、狍子、果子狸、刺猬、林蛙、野鸡、鳄鱼、蛇、鹿、牛蛙、野猪、乌鸦、穿山甲、乌龟、松鼠、斑鸠、麻雀、田鼠、土拨鼠、猴等。这些野生动物多数缺乏脂肪，味道并不鲜美，实际上有很多野生动物需要和猪肉等一起加工才会有所谓的鲜味。在野外生长过程中由于生存的环境差，这些野生动物会携带大量诸如病毒、细菌、寄生虫等病原微生物。另外，很多野生动物是被毒杀死亡的，本身就会有毒。而且，野生动物从死亡到餐桌一般都要经过长途贩运，缺乏冷藏，导致变质、腐败者居多。

餐桌上的野生动物大多为非法途径获取，未经过检疫,捕猎、宰杀、烹饪等接触野生动物和食用过程中很容易造成野生动物携带的病原体在人间传播。经野生动物传播的病毒性疾病有 SARS、狂犬病、流行性感冒、戊型肝炎等。果子狸是 SARS 的中间宿主,2003 年暴发了 SARS 疫情。野猪和鹿等则是戊型肝炎病毒的携带者,食用未煮熟的野猪肉和鹿肉可能会造成戊型肝炎病毒感染。野生鸟类也可携带禽流感病毒,2013 年的 H7N9 禽流感病毒就是经野生鸟类传染给人类。

由野生动物传染给人类的细菌性疾病也常有报道,如鼠疫、炭疽等。许多草食动物都是炭疽的天然宿主,宰杀和食用野生动物都可能导致感染炭疽。我国发生过多起宰杀和食用旱獭而感染细菌的疫情。2019 年 5 月,俄罗斯一对夫妇生吃旱獭导致感染鼠疫后死亡。

除上述病毒和细菌等烈性传染病外,野生动物体内存在着大量寄生虫,食用野生动物可能会感染蛔虫、绦虫、旋毛虫、弓形虫等寄生虫。除了这些体内寄生虫外,捕猎和宰杀野生动物过程中也可能会接触到一些体外寄生虫,如蜱。蜱是很多病毒的中间宿主,可通过叮咬传播很多烈性传染病,如发热伴血小板减少综合征、Q 热、莱姆病、森林脑炎等。

为了自己和人类的健康,严禁捕猎、贩卖、宰杀、食用野生动物。

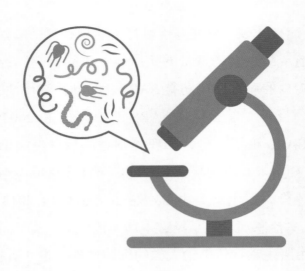

### 3. 为什么不能随便采摘野菜食用

野菜,是可以作蔬菜或用来充饥的野生植物的统称,多生长在深山野林、荒坡草地。对于时下吃惯了鱼肉禽蛋的消费者来说,野菜成了纯天然、无污染、绿色养生的代名词。我国消费者最常食用的野菜有荠菜、马齿苋、灰灰菜、蒲公英、榆荚(别称榆钱儿)、香椿芽、平车前、野韭菜、野蒜、蕨菜、野芹菜、地木耳、苦苣菜(别称苦菜)、面条菜、折耳根、苣荬菜(别称曲曲菜)、马兰头、苜蓿头等。

野菜富含矿物质、维生素、粗纤维等多种营养成分,有的还含有生物碱类、黄酮类等药用成分,具有较高的食用和药用价值。野菜虽有诸多好处，但若误采误食或食用方法不当，则会引起中毒，甚至危及生命。比如钩吻（又名断肠草）和金银花很相似，误食后会出现恶心呕吐、腹痛、呼吸困难甚至呼吸停顿等症状，7个嫩芽就可致死。曼陀罗的根、茎、叶、果实都有毒，因为酷似秋葵，也经常被人误采，食用后的中毒症状类似于阿托品中毒的表现，严重者会休克、昏迷和呼吸麻痹，甚至死亡。海芋（又名滴水观音）与芋头长得很像，其根、枝、叶、茎都有毒，误食后会发生肠胃灼痛、舌头喉咙肿痛等症状，严重者可发生窒息、心脏停搏而死。此外，和水芹菜很像的乌头、石龙芮，误食后可出现口唇或四肢麻痹、心律失常，重者死亡。还有长相酷似野蒜的石蒜、似曲曲菜的曲菜娘子等都是有毒的植物，食用后都会引起中毒。

多数野菜性寒味苦，能败火，但多吃会伤及脾胃，引发胃痛、恶心、呕吐等轻微中毒症状。有些野菜如荠菜、野芹菜、香椿、马齿苋等还是光敏性食物，过敏体质的人食用这些野菜后若晒太阳，极易诱发日光性皮炎，"光敏体质"的人更容易中招。还有些野菜生长在重工业污染区、打过农药的绿化带、施过农药的农作物附近，生长过程中吸收了大量的重金属、农药等有害物质，食用后会对人体产生极大的危害。

为了自己和家人健康,建议消费者:①不宜多食野菜;②不采食那些不认识、不熟悉的野菜,也不采食环境卫生较差区域的野菜;③食用前浸泡洗净,并正确烹饪;④在采摘野菜时要注意保护生态环境,不宜滥采;⑤烹饪时最好留一点野菜,以便发生食物中毒后有针对性地救治。

## 4. 谨防野生毒蘑菇中毒

野生蘑菇由于营养价值高、味道鲜美,一直深受广大百姓喜爱。每年三四月份随着气温升高降雨增多,野生蘑菇生长逐渐旺盛,此时也是野生毒蘑菇中毒的高发期。我国野生毒蘑菇约有 480 种,极毒致人死亡的也有100 种。常见的剧毒蘑菇有致命鹅膏(白毒伞)、灰花纹鹅膏、裂皮鹅膏、肉褐鳞环柄菇、秋盔孢伞、条盖灰孢伞等。由于很多毒蘑菇和可食蘑菇外形极为相似,老百姓很难区分清楚,误采误食毒蘑菇中毒和死亡是我国最常见的食物中毒事件,南方各省每年都有多起此类死亡事件发生。据不完全统计,2013—2017 年我国共有 1 736人毒蘑菇中毒,死亡 366 人。

人误食毒蘑菇后,轻则上吐下泻,重则丧命。主要中毒症状可分为胃肠炎型(恶心、呕吐、腹泻)、急性肝损害型、急性肾衰竭型、神经精神型(致幻、兴奋、麻木等)、溶血型、横纹肌溶解型和光过敏性皮炎型等 7 个主要类型。其中,急性肝损害型是引起中毒死亡的主要类型,白毒伞中毒就属于这一类型。胃肠炎型是最常见的中毒类型。一旦误食野生蘑菇出现了上述症状后,应尽快去医院就医、催吐,并携带剩余蘑菇样品去有资质的单位鉴定毒蘑菇种类,为后续确定有效的治疗措施和预后判断提供依据。

民间有流传鉴别毒蘑菇的说法,比如颜色鲜艳的蘑菇有毒,颜色普通的蘑菇没毒;蘑菇跟大蒜、大米、银器、瓷片等一起煮,颜色变黑有毒,没变颜色就无毒。这些说法都缺乏科学依据、不可信。为了健康,劝大家不采、不买、不吃野生蘑菇。

### 5. 疫情期间,家庭、餐馆和单位食堂如何防范

(1)保持环境清洁和卫生:家庭、餐馆和集体用餐单位(学校、托幼机构、养老机构、建筑工地等)食堂内的公共接触物品(如水龙头、门把手、台面等)要及时清洗和消毒。可用浓度为 500mg/L 的含氯消毒剂浸湿抹布后擦拭,过 30 分钟后再用干净的湿抹布将残留的消毒剂擦掉,以防腐蚀物品表面。此外,还需保持厨房及操作间内清洁干燥,及时清理厨余垃圾,特别是要保持空气的流通,经常开窗通风换气。疫情期间,家庭吃饭最好

实行分餐制。

（2）厨房操作人员：①加强对厨房操作人员的健康监测：居家人员做好自我防护，疫情期间不去人群聚集的场所，外出戴好口罩，外出回家后彻底洗手。餐馆和集体用餐单位厨房工作人员工作时做好个人防护，除穿戴必要的工作服（帽）外，要戴好防护口罩，接触直接入口食品的人员还要戴好手套。若出现新发传染病可疑症状要及时隔离就医。②勤洗手：使用洗手液（或肥皂）和流水充分洗手，也可使用免洗消毒液消毒手。

（3）疫情期间建议单位食堂错峰就餐：单位食堂可采取错峰就餐或者分散方式就餐。就餐者需佩戴好口罩，就餐前再摘下。就餐时，人与人之间要保持一定距离，少交流，专心吃饭，避免飞沫传播。为了缩短在集中场所的驻留时间，鼓励打包带回到各自办公地点（居住地）单独就餐。

（4）外卖：订餐时要求送餐员全程佩戴口罩和手套。取餐前佩戴口罩，避免集中取餐。最好不接触送餐员，做到无接触取餐。将外卖餐食拿到办公场所后，要及时处理外包装袋。用洗手液（或肥皂）在流水下洗净双手后再就餐。

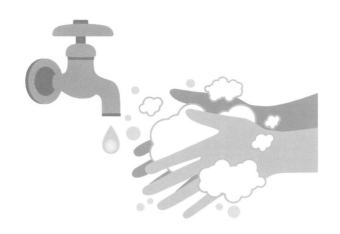

### 6. 疫情期间,食材采购应注意什么

(1)选择的供货者应具有相关合法资质。不买来路不明、卫生状况差的食品。

(2)不购买野生动物等"野味",不自行宰杀活畜禽,不烹饪来源不明的畜禽肉及其制品。

(3)不囤积食物。易腐烂的果蔬应现吃现买。为了减少外出,可适量储备耐储存的冷冻肉类及其制品、根茎类蔬菜等。

(4)按照各种食材适宜的保存条件贮存,不吃超过保质期的食物。

(5)食材选择注意荤素搭配、粗细搭配,多吃新鲜水果蔬菜,才可均衡营养、提升免疫力。

## 7. 食材如何加工处理才能吃得放心

（1）肉蛋禽和水产品等食物需彻底煮熟，剩菜剩饭再次食用前要彻底加热，疫情期间尽量不制作凉拌菜。

（2）诸如鸡鸭鱼肉等高危易腐食品熟制后，要尽可能在2小时内吃完，如不能在上述时间内吃完，可以选择低温冷藏或在保持食物中心温度不低于60℃的容器中存放。存放时间超过2小时的食物在食用前一定要彻底加热，再加热时食品的中心温度应达到70℃以上。冷藏保存的食物应该在烧熟后24小时内食用完毕，且食用前应对食品进行再加热。

（3）加工过程中应使用两套刀具、砧板、盛放容器等，使生熟分开，避免交叉污染。

（4）勤洗手。烹饪前、烹饪过程中接触不洁物品及便后、烹饪完后等均要用流水、洗手液（或肥皂）充分洗手。

## 8. 餐具、茶具等如何消毒

餐具和茶具常采用的消毒方法有物理消毒和化学药物消毒两类，其中物理消毒又包括热力消毒（如水煮、汽蒸、烤等）和红外线消毒等。餐具的消毒应遵循五个标准步骤：一洗、二刷、三冲、四消毒、五保洁。

　　最有效、最安全的方法是热力消毒。在家庭人员都是健康的情况下,可以将餐具、茶具洗净后置于沸水中煮沸,实行"沸进沸出",即水开后放入餐具、茶具,放入后水再沸腾即可捞出,也可将餐具、茶具清洗后用蒸汽蒸几分钟。餐馆和单位食堂由于就餐人员较多,正常情况下若采用煮沸、蒸汽等热力消毒方式,应加热到100℃并保持10分钟以上。疫情期间,将餐具洗净后,可置于沸水中煮沸15~30分钟;或将餐具清洗干净后于热蒸汽发生器中蒸15~30分钟。此外,也可用适用于餐具消毒的化学消毒剂、红外线消毒产品等按产品说明书进行消毒。

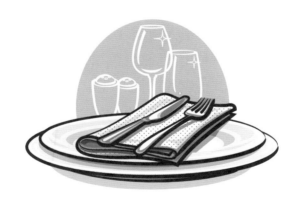

## 9. 冰箱是安全储存食品的保险箱吗

　　冰箱是当今社会家庭常用保存食品的电器,但是很多人却把冰箱当成了家里储存食品的"保险箱",以为只要把食品存放在冰箱中就可以保证食品的安全和卫生，平时会把各种瓜果蔬菜、肉禽蛋类、生鲜海产、甚至剩菜剩饭等不分类别地塞进冰箱，殊不知这样的做法极易造成不同类别食品携带的微生物间交叉污染。比如，容易污染肉类及其制品、蔬菜的单核细胞增生李斯特菌和小肠结肠炎耶尔森菌都是"嗜冷菌"，这些细菌即使在冰箱冷藏这样的低温环境下仍能够生长繁殖。一旦食品被污染，人摄入未经彻底加热的这些食品就会引起中毒。因此，应按照不同类型的食品原料、不同形式的食品（原料、半成品、成品）分类存放于冰箱并及时食用。最好将直接入口的食品和剩饭剩菜放最上边，剩饭剩菜放入冰箱前最好用保鲜膜封上；蔬菜水果放中间；生的畜禽肉和水产品放最下边，这样可以避免畜禽肉和水产品流出的水污染其他食物。同时要定期清理、清洁和消毒冰箱，丢弃放置时间过久或腐败变质的食品，冰箱擦干净后可按照说明用酒精或其他化学消毒剂进行擦拭消毒，确保储存食品的卫生安全。

## 10. 买来的畜禽肉蛋烹饪前需要清洗吗

肉类富含蛋白质，是一种非常容易滋生细菌的食材，污染肉类的最常见致病菌有沙门菌、弯曲菌、致病性大肠埃希菌等，摄入被这些菌污染的食品后引发的疾病多数是急性胃肠炎(俗称"拉肚子"),老年人、婴幼儿和免疫力较差的人有可能发生菌血症和全身性感染。

有些国家的食品安全监管部门很早就提倡生肉加工前不要用水冲洗。一是清水不会将污染肉表面的致病微生物全部洗掉;二是清洗过程中携带细菌的水花四处喷溅,我们的手臂、衣服、水池、操作台、水龙头等都可能被污染,增加了人群感染致病菌的风险;三是经过焯水、炒、烤、蒸煮或其他高温烹饪之后,肉上污染的致病菌足以被杀灭。因此,买来的生肉完全没有必要洗。对于整只禽类需要分割后烹饪的,为避免分割过程中被病菌污染的血水飞溅而污染其他物品,建议整只禽胴体先放到沸水中煮烫几分钟后再分割。

超市和农贸市场买的鸡蛋有些表面已经过杀菌处理,对于没经过杀菌处理的生鸡蛋,蛋壳表面极有可能被致病菌和病毒污染;有些鸡蛋的蛋壳上还粘着鸡粪、鸡毛等杂物,因此鸡蛋烹饪前"洗洗更安全"。清洗鸡蛋的时候需要注意,最好用专门的容器来浸泡洗涮,或者拿着鸡蛋放在水池底部用细水慢流轻柔搓洗,避免水花四溅。特别要强调的是,鸡蛋只有在吃之前才清洗,刚买回来的鸡蛋不可以清洗后再储存。

最后一步不要忘记,接触生肉、生蛋的一切物品、容器都要用洗涤灵充分清洗,最好能用热水加洗涤灵同时清洗。最后用肥皂或洗手液将水池彻底清洗干净。

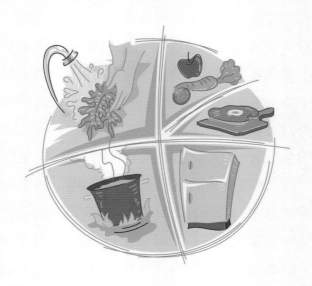

## 11. ▶ 家庭就餐如何吃得更安全

中国的亲情与人情,在餐桌上就能体现得淋漓尽致。家人、亲戚、朋友、同学在一起吃饭时,各自用自己的筷子从同一个盘子里夹菜,或者你给我夹、我给你夹,这种传统的"中式共餐"确实体现了亲情友情、热闹非凡、温馨无比。但殊不知,这亲情、热闹、温馨的背后,却隐藏着极大的健康风险。每个人的唾液会随着筷子、勺子、随着彼此间的亲密交谈进入食物、传递给就餐的每个人,这也给细菌和病毒在人与人之间的传播创造了条件。加上家庭空间相对密闭,空气不流通,很容易造成

疾病的传播。因此在传染病疫情暴发期间,居家就餐除了牢记世界卫生组织提出的"食品安全五要点"外,还需要注意以下几点:

(1)饭前要充分洗手。

(2)固定餐具:家庭可配备不同颜色或形状的餐具以供辨认,每个家庭成员最好固定使用自己的碗、筷子、勺子、水杯等。

(3)践行分餐:把做好的饭菜直接分到家庭成员的盘子、碗里面,每个人使用自己的碗、筷子和勺子用餐。

(4)公筷公勺:若实在不能分餐,需要在每个盛放食物的菜盘、盆等容器上放上公筷公勺,供大家夹取食物。

(5)儿童喂养:鼓励孩子尽早独立进食。对不能进食的婴幼儿,家长或监护人一定要给儿童放置专门的食具。用适当的方式感觉孩子食物的温度,严格禁止用嘴尝试孩子食物、帮助孩子咀嚼食物、口对口喂食孩子、与孩子公用餐具等做法。

(6)为了减少疾病的发生,要尽可能避免食用生的食物,食物要彻底做熟,冰箱中的食物和剩饭剩菜再次食用时要彻底加热。

为了你我健康,居家就餐请改变传统的"中式共餐"习惯,提倡文明就餐。

# 三、合理膳食与均衡营养

## 1. 疫情期间，居家如何饮食更合理

为了防控疫情，大家由经常在单位食堂、学校食堂、餐馆等就餐与在家庭就餐相结合的模式，转变为以居家饮食为主。这既是一种生活方式的变化，同时也是全家人增进亲情的好机会。如何安排好全家人的饮食至关重要，建议如下：

（1）要做好全家膳食计划：以一周为单位，按照早、中、晚三餐（也可包括上午、下午加餐），设计出每周的食谱，食谱最重要的原则是要考虑食物多样、同时兼顾家人喜好和市场供应条件。根据一周食谱，按照每天在家就餐的人数，计划出每周蔬菜、水果、鱼禽肉蛋、奶制品及豆制品、米面及成品主食类等食物的需要量（具体可以参考《中国居民膳食指南（2016）》）。根据购买食物的方便程度、储存条件及食物耐保存的时间，安排好一周购买食物的次数，可以按照主要购买一次、中间按需补

充、米面适当储存等为原则。

（2）尝试一周总量控制：按照《中国居民膳食指南(2016)》建议的推荐量，如每天要吃畜禽肉 40~75g、水产品 40~75g、大豆及坚果 25~35g 等，以畜禽肉类及水产品为例，建议按照每周 7 天计算，可以牛肉、羊肉、猪肉各安排一天，鸡鸭鹅等禽肉、鱼、虾各安排一天，余下的一天可以按喜好选择一种或几种上述食物，按照一家人一天可以吃的总量购买，这样既可吃到更新鲜的食物、好计划、好烹调，也可避免过多或过少吃了某类食物。

（3）饮食宜清淡：在烹调方法选择上，除了考虑一家人的习惯外，要多以蒸、煮、快炒等方式加工，控制油炸、火烤、腌制等加工方式，控制盐和含钠调料、油、糖的使用量。

（4）践行家庭分餐或使用公筷公勺。

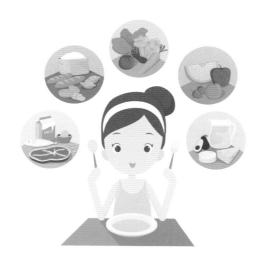

## 2. 疫情期间,中小学生饮食应注意哪些问题

(1)"好好吃饭":中小学生正处在生长发育的关键时期,营养是保证生长发育的基础。人体必需的营养素包括蛋白质、脂肪、碳水化合物、矿物质、维生素和水六大类,"吃饭"就是获得这些营养素的途径。饭吃好了的标准是膳食要合理,膳食合理就能保证营养均衡,营养均衡就能保证生长发育、促进健康、预防疾病。

(2)如何实现合理膳食:合理膳食的核心是"平衡",这种平衡一定要体现在日常饮食中。①要努力做到食物多样化,没有一种天然的食物能够提供同学们生长发育所需要的全部营养素,谷薯类、蔬菜水果、鱼禽肉蛋奶类、大豆坚果类这几大类食物每天都要吃到;②要吃主食,而且要多吃些粗杂粮;③要保证鱼、禽、瘦猪牛羊肉、蛋类的摄入量,要多吃大豆及豆制品,有条件适当多喝奶;④要坚持多吃蔬菜和水果,如果不能保证种类,一定做到量足;⑤要主动足量喝水,避免不渴不喝水,不能以饮料代替水,不喝或少喝含糖饮料;⑥要培养清淡口味,控制油炸、火烤,以及深度加工的食品,少吃过咸、过油、过甜、过辣的食物。

(3)认识常见食物、学习烹调技能:要积极参与家庭食谱制定,多进厨房参与食物制作,学会做几道菜、几种

主食。

（4）培养好习惯：做到三餐有规律，不挑食、不偏食、不节食、不暴饮暴食。会选择零食，带头践行分餐或使用公筷公勺。小时候学到的技能、培养的好习惯，会受益终身。

## 3. 疫情期间，老年人饮食应注意哪些问题

老年人生理功能已有明显的改变，内分泌、消化、泌尿、神经、运动、免疫、循环等身体各个系统的功能都在减退。此外，老年人心脑血管疾病、癌症、糖尿病、慢性呼吸系统疾病的患病率较高。

膳食营养是保证老年人健康长寿的基石。因此，在遵循膳食基本原则的基础上，老年人的膳食要特别注意以下几个方面：

（1）践行少量、多餐、细软的方式，预防营养缺乏症：主食应尽可能涵盖各种粗杂粮，要尽可能多吃蔬菜和水果（特别是黄、橙、深绿等深色的），以保证膳食纤维、维生素A、维生素C等微量营养素摄入充足，防止便秘。对消化吸收能力较弱的老年人，要将食物做得细软。对有咀嚼吞咽障碍的老年人，可选择软食、半流质或糊状食物，液体食物应增稠。高龄和身体虚弱的老年人，可在正餐之间加餐1~2次以弥补食物摄入不足。如有需要，可在

营养师或医生的指导下选择适合的营养素补充剂。

（2）主动足量饮水：老年人对口渴不敏感，要主动、少量多次、以温热白开水或淡茶水为宜，每天饮水量不少于1 200ml（5 杯）。

（3）延缓肌肉衰减、做到吃动平衡：要保证蛋白质的质和量，摄入足量的动物性食物，每天吃猪牛羊瘦肉50g，鱼虾、禽类 50~100g，每天喝奶 300g。也可把大豆及其制品、鲜豆作为获取优质蛋白质的最佳选择，豆类既容易消化，也可避免过多肉蛋奶类摄入造成的饱和脂肪及胆固醇占膳食比例偏高问题。根据健康状况和条件，坚持适宜的身体活动、保持吃动平衡。

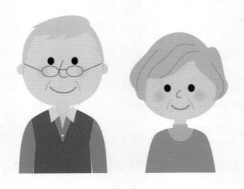

**4.** 疫情期间，超重肥胖成年人应注意哪些问题

成年人如果体重指数（BMI）≥ 24，就说明你超重

了,如果同时有腰围超标(男性 ≥ 90cm、女性 ≥ 85cm)说明你还是中心性肥胖。成年人、特别是青壮年,非常在意自己的体重,经常会采取各种各样的减肥措施,建议大家要特别注意以下几方面的问题:

(1)用不吃主食、低碳水化合物饮食或者生酮饮食、断食、素食来减肥,这些做法是不对的。

粮谷类食物是人体重要的营养来源之一,其中碳水化合物是能量的主要来源,还包括 B 族维生素和膳食纤维等。长期低碳水化合物饮食有增加体内炎性反应、导致身体疲劳、抵抗力下降、加速衰老等副作用。近些年研究显示,长期低碳水化合物饮食可使硫胺素、叶酸、镁、钙、铁和碘的摄入量减少,影响微量元素的摄入;同时也会增加死亡风险,缩短寿命。这些都提示不吃主食、生酮饮食或者低碳水化合物饮食、断食不能作为一种长期的饮食习惯去坚持。而长期吃素食不吃肉类,会造成各种营养不良,如贫血、免疫力下降等。同时素食减肥也存在很多误区,如果单纯地不吃肉类而摄入过多的精制米面、甜食和饮料,同样会造成脂肪堆积。

(2)减肥的关键不是控制碳水化合物的摄入量,而是应在均衡饮食的基础上控制总能量。主食类型的选择非常重要,尤其要注意粗细搭配,增加杂粮和薯类的比例,减少精制米面的摄入。在烹调方式上尽量选择蒸煮的方式,少吃各种各样的油炸食物。

(3)除饮食控制措施外,充足的身体活动对于体重控制或减重同样重要,大家要在出行、工作、家务中利用各种方式进行身体活动,日常生活减少静坐、减少视屏时间;同时要加强锻炼,特别是以久坐为主的工作人群。减肥不可操之过急,需要循序渐进,疫情期间更不能采取节食的方式进行,最为重要的是培养健康的生活方式。

## 5. 疫情期间,高血压患者饮食应注意哪些问题

合理营养对于高血压患者就像"遵医嘱服药"一样重要。在遵循《中国居民膳食指南(2016)》总原则的基础上,应当充分利用当地的食物资源,在条件允许的情况下,努力做到"好好吃饭",以保证合理营养,建议如下:①主食多吃些粗杂粮和薯类食物;②尽可能多吃蔬菜和水果;③保证适量的鱼虾、禽、猪牛羊瘦肉、蛋的摄入量,不吃肥肉和大油,不吃虾头,不吃动物内脏,每周蛋黄总量不超过 5 个;④适当多喝牛奶(部分低脂更好),多吃大豆和豆制品;⑤少吃油炸、腌制(咸菜、火腿、香肠等)食品、肉类罐头、炒货(各种咸味干果)等食品;⑥多吃以蒸、煮、快炒、开水热焯后拌食等方式加工的食物;⑦做饭做菜一定少放盐,谨记酱油、酱也含盐,如果同时

使用更要减少用盐量;⑧高血压患者如果饮酒,要尽早戒掉。世界卫生组织认为,不管什么酒,对健康都没有任何益处。

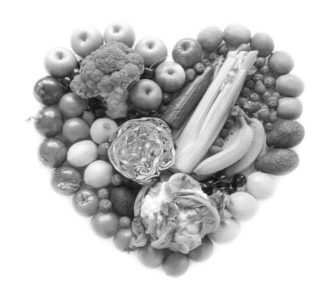

### 6. 疫情期间,2 型糖尿病患者饮食应注意哪些问题

饮食控制对于糖尿病患者是一项重要的基础治疗措施,是预防和治疗糖尿病及其并发症的重要组成部分。对于 2 型糖尿病患者,饮食控制有利于维持健康体重,改善高血糖等代谢紊乱问题,同时可以减少降糖药物的使用剂量。

饮食控制以总能量控制为前提,在总能量不变的情况下合理分配三大营养素供能比例,选择适量的脂肪、适量的蛋白质和适宜的碳水化合物。

在食物选择及摄入方面,要限制精加工主食的摄入量,增加富含膳食纤维的粗杂粮及谷薯类食物比例,米面可与燕麦、小米、荞麦、玉米等杂粮及红小豆、绿豆、芸豆、花豆等杂豆搭配食用。要多吃新鲜蔬菜、特别是叶菜,多选低糖的水果;可适当多吃奶制品、豆制品、海带等食物;适量摄入鱼虾、鸡鸭鹅肉、瘦的牛羊猪肉,不吃肥肉、虾头、蟹黄、动物内脏、禽类的皮、大油等;控制白糖、红糖、玉米糖浆等添加糖;要少吃或不吃炸鸡腿、炸薯条、炸鸡翅、油条油饼、炸糕等油炸食品;糖尿病患者不宜饮酒,饮酒者应尽早戒酒。

糖尿病患者容易缺乏 B 族维生素、维生素 C、维生素 D 以及铬、锌、硒、镁、铁、锰等多种微量营养素,有条件者可根据营养评估结果在营养师或医生指导下适量补充。

在食物的加工烹调方法上,糖尿病患者要尽可能选择不用或少量用油的方法,如蒸、煮、炖、焖、水滑熘、热焯后拌、急火快炒等,少用炸的方法来烹饪食物,或用煎的方法代替炸、用炒的方法代替煎等。

在进餐方面,糖尿病患者要做到定时并注意进食顺序,保持碳水化合物摄入的均匀分配,有效控制餐后血糖。在进食顺序上,不建议空腹喝粥,特别是精米长时间熬制的粥;建议先吃蔬菜,然后吃肉,最后吃主食。

此外,糖尿病患者除尽可能增加日常身体活动、减少静坐时间等,要将身体运动融入日常生活中,保持吃动平衡十分重要。

## 7. 购买预包装食品,如何看懂上面的营养信息

目前,预包装(即通常大家所说的独立小包装)食品越来越多,预包装食品标签也逐步受到了大家的关注,特别是生产厂家、生产日期、保质期、储存条件等。但除了这些内容外,建议大家还要特别关注以下两方面信息:

(1)"配料":"配料"内容中,可以获得食品的原料、辅料、食品添加剂等信息,如是否添加了氢化植物油、人造黄油、蔗糖、盐等。

(2)"营养成分表":"营养成分表"是一个包括3列内容的表,第一列项目包括按照国家标准要求强制标识的能量、蛋白质、脂肪、碳水化合物、钠五大类营养素名称;第二列是100g该食品中上述五类营养素的含量;第三列是营养素参考值百分比,这列很重要,意思是如果

吃了 100g 该食品,就可达到这种营养素每日推荐量的百分比,因此这个比例帮助你掌握这个食品每天吃多少合适。

所以,买食品的时候要看标签,吃的时候更要清楚,提醒自己如何控制食量,避免能量、脂肪、糖、钠等超标。

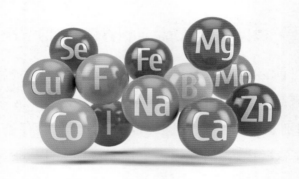

### 8. 罐头食品有营养价值吗

什么是罐头食品?顾名思义是装在罐子里的食品。罐头制造是一种通过把食物包装在密闭容器里以延长食品保质期的加工方法。这种方法源于 18 世纪后期,为了给士兵或水手提供稳定的食物来源。罐头包装过程因食品材料不同而稍有区别,但都包括三个环节:①加工,如切成小块、去皮、去骨、烹饪等;②密封入罐;

③加热灭菌。罐装食品通常保质期为 1~5 年。

罐装食品通常被认为营养价值低于新鲜食品和冷冻食品，其实也不尽然。事实上，罐装食品保存了食品中大多数的营养成分。如蛋白质、碳水化合物以及脂肪，并不会受到工艺影响；大部分的矿物质及脂溶性维生素（维生素 A、维生素 D、维生素 E、维生素 K）是可以长期被保存的。但是，由于罐装过程使用了高温，水溶性维生素（B 族维生素、维生素 C）会受到破坏，其实，这些水溶性维生素对光热敏感，一般的食物加工过程也会造成其营养损失。

但需要注意的是，为了风味、口感等需求，罐装食品有时会加入糖、盐或食品添加剂。罐装食品加工过程不同，品质也会有所区别。质量取决于选料、工艺和生产厂商。

总的来说，在无法获取新鲜食品的情况下，罐装食品可以作为一种方便、易保存、经济且重要的营养来源。认真阅读食品成分标签可以帮助选择好的罐装食品。

## 9. 营养对人的免疫力有哪些影响

"民以食为天"。吃，是为了营养，为了获得人体健康所必需的营养素，也就是蛋白质、脂肪、碳水化合物、矿物质、维生素和水。这些营养素是生长发育和生命的基础，对健康而言，是预防、治疗疾病和身体康复的重要保障，对传染病的预防、治疗和康复来说，更是如此。

保证好的营养水平，能使人体的免疫细胞处于最佳战斗状态。如蛋白质是维持人体免疫防御功能的物质基础，上皮、黏膜、胸腺、脾脏等组织器官、血清中的抗体和补体等都主要是由蛋白质参与构成的，蛋白质的质和量在免疫功能中发挥着不可替代的重要作用。除蛋白质外，脂肪、维生素（维生素 A、维生素 D、维生素 E、维生素 $B_6$、维生素 C）、微量元素（铁、锌、铜、硒）对维持免疫功能也是不可缺少的。如果营养跟不上，不仅人体容易被感染，而且感染后会进一步削弱免疫力，导致不易恢复。

为了使人体达到最有利于疾病防治的营养状况，大家一定要"好好吃饭"，为身体提供足够的营养素。"好好吃饭"就是要坚持膳食平衡，营养均衡，不盲目追求"特效食品"或增加食量，不迷信保健食品。

## 10. 疫情期间，如何保持适量身体活动

身体活动是指由于骨骼肌收缩引起机体能量消耗增加的活动。为什么不叫"运动、健身或锻炼"？因为身体活动包括"出行、职业、家务、锻炼（运动或健身）"四

个方面。身体活动的总量是由强度、形式、时间和频度决定的。

人体对身体活动的反应包括心跳呼吸加快、循环血量增加、代谢和产热加速等，我们正是从这些反应中得到了健康。适当的身体活动，不但有利于调整身体的各种功能达到最佳状态、促进心理健康，而且可以增强人体免疫功能，防御传染病。

《中国成年人身体活动指南》提出的"动则有益、多动更好、适度量力、贵在坚持"十六字原则是一个整体，适合所有年龄的成年人。

在任何时候，我们都不要让"因为居家没有办法""因为忙没有时间"等借口成为阻碍身体活动的理由。建议大家一是要根据自己的年龄和健康状况，尽可能多做些有能量消耗的家务，如擦地、做饭、洗衣、擦拭桌面台面等。二是更要因地制宜、创造性的在家多活动，如原地站立、原地走路、原地跑步、原地跳绳等。有孩子的家庭，父母或看护人可以和孩子多做在地板上活动的游戏等。居家活动如果能够达到心跳呼吸加快、微微出汗会对健康更好。三是有条件者可以利用运动手环、手机、手表等监测每天的活动量。最后，居家活动后，要打开窗户，及时通风换气。

保持"积极身体活动"，达到"吃动平衡"在长时间居家保健康中非常重要,达到"吃动平衡"的简单评价方法是体重不增加、腰带不加长。

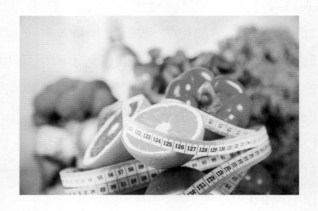

## 四、动物安全与健康

### 1. 不吃野生动物

不吃野生动物,从自身做起。全面禁止食用野生动物,革除滥食野生动物的陋习。从保护野生动物、维护自身健康的角度,摒弃"野味"滋补、猎奇炫耀等不健康的饮食观念,树立生态文明新风尚,坚决停止滥食野生动物的行为,不参与乱捕乱猎、非法交易野生动物的活动。在自身坚决拒绝滥食野生动物行为的同时,也要积极告诫、劝阻自己的亲人、朋友不要食用野生动物,营造保护野生动物、抵制滥食行为的良好氛围。

### 2. 与野生动物的正确相处方式有哪些

(1)与野生动物保持距离:人和野生动物不应进行亲密互动,对于很多野生动物来说,人类接近它们可能会造成致命后果。"亲密接触"野生动物不仅可能会在互动时被传播病原体,而且也会影响、干扰野生动物的生活。

(2)不要投喂野生动物:即便是在野生动物园中,野生动物也有其自身的生活和饮食习惯,随意投喂食物,会给野生动物的健康带来隐患。投喂行为会因为食物来源过度单一化而让野生动物营养失衡、习惯紊乱、健康状况下降,甚至过度依赖人为饲养,导致它们无法在自然环境中生存。

(3)静静欣赏野生动物之美、更尊重动物:不要误以为野生动物是人类的玩物或娱乐对象。事实上,大自然才是野生动物的真正家园,把野生动物留在大自然里才是对它们最好的保护。

不食用、不买卖、不猎杀、不圈养、不投喂,与野生动物保持距离,是人类与野生动物的相处之道。如遇到野生动物受困、受伤等情景,可及时报告给野生动物保护组织。

## 3. 野生动物都携带病毒吗

野生动物是否都携带病毒、细菌、寄生虫等病原体,需要大量科学研究来证实。但现有的研究资料表明病毒等病原体在自然界是长期存在的,与自然宿主形成了稳定共生、共存的关系,比如蝙蝠身上就长期携带冠状病毒。只有当人类主动打破与野生动物之间的天然界限，通过非自然的方式接触或食用野生动物，病毒才有可能直接或通过中间宿主感染到人，引发对人类具有感染及传播能力的传染病，比如竹鼠、獾、穿山甲、果子狸等野生动物可能就是中间宿主。

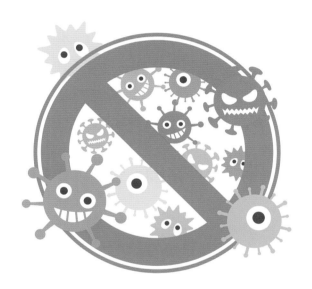

### 4. 野生动物与新发传染病有什么关系

约 75% 的人类新发传染病与野生动物有关，或者说来源于野生动物。通常情况下，人们很难接触到野生动物，野生动物所携带的病原体也难以传染给人类，但是，捕杀和食用野生动物，导致了很多疾病的传播和暴发。艾滋病、埃博拉出血热、鼠疫、SARS、禽流感、莱姆病、猴痘、尼巴病毒病、亨德拉病毒病、西尼罗河热等疾病的传播都与野生动物有密切关系。

## 5. 什么是人兽共患病

人兽共患病是指脊椎动物与人类之间自然传播的疾病。因为人和动物的生命结构与功能高度相似，自古以来，人和动物又生活在一个共同的大环境里，所以某些疾病容易互相传染。某些与动物频繁接触的人士，如畜禽与野生动物养殖者、宠物爱好者、动物园工作者、狩猎者、屠宰工人、动物产品经营者等，由于与动物的关系十分密切，就比较容易感染这类疾病。

## 6. 以动物为传染源的人兽共患病有哪些

据世界卫生组织报道，已知动物可传染的疾病有200余种，其中半数以上可传染给人类，在许多国家普遍存在的人兽共患病就有54种，我国已证实的人兽共患病约有90种。

以动物为传染源的人兽共患病，有些甚至相当严重，其中主要有鼠疫、狂犬病、布鲁菌病、流行性出血热、弓形虫病、孢子虫病、体癣、鹦鹉热等几十种传染病危害人体健康。

### 7. ▶ 动物也会得寄生虫病吗

寄生虫病不仅人会得,动物也会得。比如绦虫病是绦虫寄生在狗、猫肠道内引起的一种常见人兽共患寄生虫病。另外还有钩虫病、旋毛虫病、心丝虫病、贾第虫病、肺吸虫病等。人体寄生虫领域的顶级明星蛔虫,动物体内也会有。

### 8. ▶ 不得不说的狂犬病

狂犬病是由狂犬病病毒引起的人兽共患的急性传染病,临床表现为特有的恐水症状,也称为"恐水症"。狂犬病本来是一种动物传染病,野生动物和家畜都能感染。随着宠物,尤其是宠物犬走进越来越多的家庭,人狂犬病病例屡见不鲜。其中,被狗传播的人数最多,占 90% 以上;其次是猫,被猫抓伤而感染狂犬病的人日渐增多。

目前,狂犬病可防不可治。狂犬病的症状特别严重,一旦发病几乎 100% 死亡。被可疑患狂犬病的狗、猫等动物或家中的宠物咬伤、抓伤,首先要及时对伤口进行清洗消毒,伤口处理越早越好。可用 3%~5% 肥皂水清洗或 0.1% 新洁尔灭消毒后,再用清水充分洗涤,伤口较深时最好到医院进行全面彻底地清创处理。其次,一定要到规范化预防接种门诊去接种狂犬病疫苗和抗体制剂,越早注射,抗体产生时间越早,感染风险越小。疫苗一定要全程接种,也就是在第 0、3、7、14 及 28 天各肌内注射 2ml 狂犬病疫苗。疫苗接种分为暴露前和暴露后免疫两种,也就是说养犬者既可以每年给犬接种一次狂犬疫苗,也可以在被犬咬后立即给被咬伤者接种狂犬病疫苗,但暴露前免疫更安全。

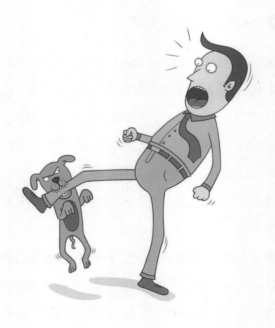

## 9. 如何把弓形虫病挡在家门外

弓形虫病是弓形虫寄生引起的人兽共患病。而宠物身上很可能潜伏着弓形虫,与宠物过多的接触就容易感染同样的弓形虫,因此,弓形虫病也被称为"宠物病"。弓形虫的终宿主是猫和猫科动物,主要通过猫粪传播,被感染的猫粪里的囊合子需要在外界发育 2~5 天才有传染性,及时处理猫粪非常重要。

此外,几乎所有哺乳动物和鸟类,如猪、羊、牛、家兔及鸡、鸭、鹅等,都可以传染弓形虫。吃未煮熟的肉,弓形虫感染率很高。狗也可以传染弓形虫,但是它们的粪便和排泄物都没有传染性,如果不吃狗肉就不会被传染。

弓形虫病患者的一般症状是食欲减退、不明原因的低热和腹痛。但弓形虫病对孕妇危害极大。它不但会导致胎儿先天畸形和缺陷,还可引发流产、死产、早产,并增加妊娠并发症的发生风险等。所以,家有宠物的孕妇最好暂时将宠物寄养。

## 10. 动物的皮肤真菌病能传染给人类吗

皮肤真菌病主要通过动物之间或人与动物间的接触,或者是通过污染了的物品、房舍和动物睡垫等传染。另外,空气和虱、蚤、蝇、螨等病媒生物也可以传播真菌。真菌病的特点是动物皮肤上出现界限明显的圆形或轮状癣斑,病灶上有鳞屑或痂皮。皮肤真菌病就是"癣"病,像皮癣、手癣等,是医院里最常见的"宠物病"。老年人、孩子因为身体抵抗力较弱,是主要发病人群。

## 11. ▶ 毛、尘过敏者需警惕什么

猫和狗的毛、皮屑、皮肤、唾液、血清和尿液中都存在致敏成分。兔子、荷兰猪等小动物的唾液和尿液干燥后飞扬到空气中,是引起人们哮喘发作的罪魁祸首。鸟类的羽毛也可以携带真菌、花粉、粉尘等引起哮喘发作的物质。对饲养宠物家庭的空气和积尘进行测试,发现过敏原水平非常高,而且衣物特别是纯棉衣物是宠物过敏原的重要载体,穿附着过敏原的衣服上班、上学或是外出,就会造成办公室、教室、公共汽车等没有宠物的环境中"弥漫"着宠物过敏原。宠物过敏原颗粒微小,可以在空气中停留几个月的时间,哮喘患者吸入后几分钟内就能过敏。

患有免疫系统缺陷、支气管炎的儿童,最好不要养动物。另外,接触动物后,易出现皮肤瘙痒、打喷嚏、流眼泪、皮肤红斑、发低热的儿童,也不适合养动物。

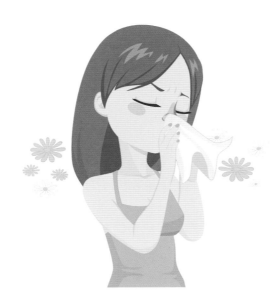

## 12. 什么是猫抓病

有时候人被猫抓伤后,会感染巴尔通体,出现发低热、浑身不适或淋巴结肿大疼痛等症状,去医院检查,一般检验不出什么病原体,养猫经验多的人知道,这就是所谓的猫抓病。

猫抓病也是一种人兽共患的感染性疾病,80%与猫抓、咬伤有关,狗、兔、猴抓咬伤也可引起猫抓病。一般来说,不是所有的猫儿抓伤人就会引起猫抓病,猫儿要本身带菌才会把细菌传染给人。通常发生在被猫抓伤、咬伤或接触被污染的排泄物后。伤口感染了来自猫爪上的猫抓病病原体——巴尔通体,就会出疹或化脓,淋巴结肿大疼痛,大部分人症状比较轻微,通常1~2周后会自动痊愈,也有些患者反应较强烈需要住院治疗。对于免疫功能低下的人,如免疫障碍者、艾滋病患者,猫抓病可危及其生命。

## 13. 如何做好家养宠物的卫生

(1)准备好驱虫和灭虫药、沐浴液等宠物用品,注意宠物的身体卫生。

(2)给宠物定期打疫苗,勤洗澡和及时清理粪便。

(3)食具要定期消毒,饲料应现做现吃,最好不要过夜,发霉变质的食品不能再喂。

(4)定期清洁和消毒宠物爬过的地板,宠物喂食区。

(5)立即清洁和消毒任何被宠物排泄物污染的家居物品表面。

做个负责任的宠物主人,提高文明程度,增强对环境保护和防止传染病发生的责任感。

## 14. "另类宠物"可能成为健康杀手

蜥蜴、变色龙、蛇、乌龟、老鼠等相貌奇异的野生小动物取代了温顺可爱的小狗、小猫,成为人们欢迎的新宠。然而,这些"另类宠物"的背后却暗藏杀机。这些"另类宠物"除了大多数有毒外,体内很可能还携带着不为人知的病毒、病菌和寄生虫,很可能使饲养者感染皮肤病和呼吸道疾病。此外,这些动物大多数具有较强的攻击性,不易驯养,容易伤人。一句话,为了健康,尽量不要养这些"另类宠物"。

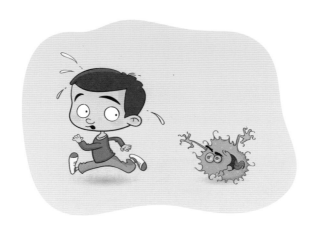

# 五、带你了解环境安全与健康

## 1. 关注小环境，共享大健康

关注你我身边的环境健康，特别关注居住环境和工作环境健康，认识到"每个人是自己健康环境第一责任人"。做好垃圾分类，践行绿色生活方式，共建和谐宜居的生态环境。开展家庭环境大扫除、清除室内和庭院的积水，彻底铲除病媒孳生的环境。

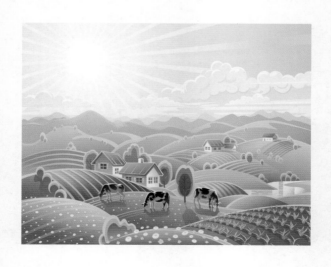

## 2. 空气污染对健康的影响及防护

空气污染指是由于人类活动或自然过程引起某些物质进入空气中,呈现出足够的浓度、足够的持续时间并因此危害了人类的舒适和健康。

空气污染对健康的影响分为急性危害和慢性危害。

(1)急性危害:由于环境污染物在短时间内大量进入环境,使暴露人群在较短时间内出现不良反应、急性中毒,甚至死亡。可表现为肺和心血管系统疾患的患者病情急剧加重、死亡,眼和上呼吸道的刺激症状,呼吸功能障碍等。

(2)慢性危害:指空气污染物以低浓度、长时间反复作用于人体所产生的危害。主要包括:

1)长期刺激作用导致的眼和呼吸系统的慢性炎症,如结膜炎、咽喉炎、气管炎等,严重的可引起慢性阻塞性肺疾病(chronic obstructive pulmonary disease,COPD),进而可导致肺心病。

2)机体免疫功能下降,在空气污染严重的地区,居民唾液溶菌酶和分泌型 IgA 的含量均明显下降,其他免疫指标也有所下降。

3)慢性心脑血管疾病加重。

4)变态反应或过敏性疾病加重。如空气中某些具有致敏作用的污染物引起哮喘、过敏性鼻炎等疾病。

5）增加肺癌的发生风险。由于空气中污染物尤其是颗粒物中常常含有苯并(a)芘(BaP)、砷等致癌物,所以发生肺癌的风险较高。

6）研究还发现空气污染与低出生体重、早产、出生缺陷等不良出生结局有关。空气污染还可以通过长期间接效应,如影响太阳辐射和微小气候、产生温室效应、破坏臭氧层、形成酸雨等进而影响人们的健康。

### 3.　土壤与人体健康

土壤与人类生产生活密切相关。人类消耗的能量绝大部分来自土壤中生长的作物,另有近 20% 间接来自依赖于土壤生长的陆地食物。此外,土壤也是人体营养物质的主要来源,同时又是许多有害废弃物处理和容纳的场所,承载了一定的污染负荷。土壤可能含有过量重金属、化学污染物或病原体。优质安全的食品包括足够的产量、充足的营养成分,以及少量甚至不含潜在的有毒化合物。

土壤不是病毒等致病微生物的天然储存库,但进入土壤的病毒(至少 13 种)会引起疾病的发生(包括手足口病、肝炎、小儿麻痹症等)。寄生虫病,许多都是土源性的。这类疾病的传播途径大多是粪 - 口途径。因此接触土壤后,洗手是最好的防护措施。

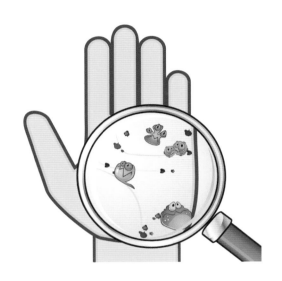

## 4. 饮水与人体健康

水是人体的重要组成成分,占体重的 70% 左右,尤其大脑、心脏、肾脏、肝脏等代谢活跃的组织含水量更高。人体缺水时,对这些组织的影响很大。水不仅是人体物质代谢的载体,而且还具有维持体液正常渗透压、电解质平衡、调节体温、润滑等作用。

正常情况下,人体水分的摄入和排出处于一种动态平衡。当摄入水分过少,或者水分丢失过多时,机体可能处于脱水状态。当身体出现急性体重减轻、尿液颜色变深、泪液减少或消失、口腔黏膜干燥等信号时,说明身体缺少水分,应及时补充水分,才能保证机体正常运转。人体对水的需要量不仅个体差异大,而且同一个体在不同环境或生理条件下也有明显的差别,因此具体情况还要视性别、年龄、身体活动、代谢情况、温度等因素而定。

很多人出于对饮用水污染的担忧,只喝纯净水、蒸馏水,在社区或家中安装直饮水机、净水器,失去了从饮用水获取矿物质的途径。并且,如果直饮水机清洗不彻底或滤芯更换不及时,会滋生细菌和积存污垢,造成饮用水二次污染,反而不利于健康。

### 5. 外出回家后,外套应该如何消毒

(1)日常的外套,回家后直接挂在门口,把外面穿的衣服和家里穿的衣服分开就行,没必要每天回去都对外套进行消毒处理。

(2)如果感觉到外套可能被污染,比如到医院去探视患者,接触了一些有可疑症状的人,这种情况下需要对外套进行消毒处理。尽量选用物理消毒,如果物理消毒不行才选用化学消毒。耐高温的衣服可选用56℃水30分钟浸泡,如果有烘干机,把温度调到80℃以上,烘干20分钟也可达到消毒作用。

（3）如果衣服面料不耐高温,可采用化学消毒剂浸泡消毒,常用消毒剂包括酚类消毒剂、季铵盐类消毒剂和以 84 消毒液为代表的含氯消毒剂,这三类消毒剂均可消毒衣服,但一定要按照说明书的剂量来进行操作。这三种消毒剂各有缺点,使用时要注意。酚类消毒剂有时候会让化纤材料着色,可能让衣服变色;84 消毒液等含氯消毒剂可能会对衣物有褪色作用,会漂白衣服;季铵盐类消毒剂,如果跟洗衣粉、肥皂这些阴离子表面活性剂一起用,两边都会失效,既不能消毒也不能清洗,所以我们要根据实际情况来选择消毒剂。

## 6. 疫情期间上班会有哪些不必要的困惑

（1）每天下班回家无需对鞋底进行消毒,保持清洁即可。飞沫沉降到地面之后,鞋子就算有可能沾染到,病毒量也非常少,不足以引起感染。

（2）每天下班回家无须洗头,保持头发的日常清洁即可。正常情况下,外出或到公共场所,头发沾染到病毒飞沫的可能性极低。

（3）无须设置消毒通道。消毒通道不仅起不到切断传播途径的作用,还可能使消毒剂通过呼吸吸入或经皮肤吸收进入人体,损害健康。

（4）空气净化器不一定能完全去除病毒。空气净化器可以净化空气,对空气中病毒有一定的去除效果,但是不能保证完全去除。

(5)出门戴手套也要加强手卫生。戴手套只是减少了手与外界直接接触的机会,不能取代洗手。无论是否戴手套,都要注意手卫生。

(6)通风可以降低室内病毒的浓度。通风可以加强空气流通,降低室内空气中病毒浓度,所以建议每天至少开窗通风 2~3 次,每次不少于 30 分钟。

(7)病毒透过衣物传染给人的风险极低。如果不是去过特定的场所,则不需要对衣物进行专门的消毒。

### 7. 家里的卫生间应该做好哪些防护

对于普通公众来说,便后要洗手。加强卫生间通风和清洁消毒。如果家里没有确诊的患者、无症状感染者或者密切接触者,卫生间做一般的清洁就可以。如果家里有密切接触者,最好给密切接触者单独使用的卫生间。如果没有条件,可以每天用含氯消毒液(如 84 消毒液)来擦拭马桶的按钮、圈垫、内部,以及厕所门把手等频繁接触的物体表面。勤通风、勤洗手、勤清洁、勤消毒,都可以有效降低感染新发传染病的风险。

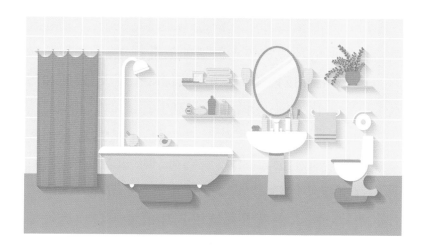

## 8. 疫情期间上班的个人防护要求有哪些

工作期间要注意个人防护,在岗期间要规范佩戴口罩,口罩在变形、弄湿、弄脏之后会导致防护性能下降,要及时更换。同时要注意手卫生,可用洗手液在流水下洗手,每天至少测量两次体温,一般情况下不必穿戴防护服或者防护面罩这些专业防护用品。

如果出现发热、咳嗽、呼吸困难、腹泻、呕吐、肌肉酸痛等症状,应立即停止工作,并及时就医,杜绝带病上岗。

## 9. 你会正确使用消毒剂吗

消毒剂使用时要注意"五加强"和"七不宜":

"五加强"是指这些消毒要加强:①隔离病区、患者住所进行随时消毒和终末消毒；②医院、机场、车站等人员密集场所的环境物体表面增加消毒频次；③高频接触的门把手、电梯按钮等加强清洁消毒；④垃圾、粪便和污水进行无害化处理；⑤做好个人卫生。

"七不宜"是指这些消毒要避免：①不宜对室外环境开展大规模的消毒；②不宜对外环境进行空气消毒；③不宜直接使用消毒剂（粉）对人员进行消毒；④不宜对水塘、水库、人工湖等环境中投加消毒剂（粉）进行消毒；⑤不宜在有人条件下对空气（空间）使用化学消毒剂消毒；⑥不宜使用戊二醛对环境进行擦拭和喷雾消毒；⑦不宜使用高浓度的含氯消毒剂（有效氯浓度大于1 000mg/L）做预防性消毒。

## 10. 你会正确使用醇类消毒剂吗

醇类消毒剂的乙醇含量为 70%~80%（v/v），含醇手消毒剂的乙醇含量大于 60%（v/v）。醇类消毒剂主要用于手和皮肤消毒，也可用于较小物体表面的消毒。

醇类消毒剂的使用方法：手卫生消毒时，均匀喷雾手部或涂擦揉搓手部 1~2 遍，作用 1 分钟；外科手消毒时，擦拭 2 遍，作用 3 分钟；皮肤消毒时，涂擦皮肤表面 2 遍，作用 3 分钟；较小物体表面消毒时，擦拭物体表面 2 遍，作用 3 分钟。

醇类消毒剂的注意事项:①如单一使用乙醇进行手消毒,建议消毒后使用护手霜;②外用消毒剂,不得口服,置于儿童不易触及处;③存放和使用时远离火源;④对酒精过敏者慎用;⑤不宜用于脂溶性物体表面的消毒,不可用于空气消毒;⑥避光,置于阴凉、干燥、通风处密封保存。

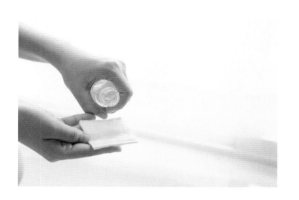

## 11. 频繁使用消毒剂是否影响身体和环境

消毒是疫情防控的重要环节,对阻断间接传播非常重要。但消毒一定要适度,应该保证其不对身体造成危害,不给环境带来长期的污染风险。有四个提示:

(1)对物品的消毒,能用物理方法就不用化学消毒剂。56℃的热水30分钟能够杀灭病毒,餐饮具尽量选用物理加温消毒的方式,建议煮沸10分钟。理由如下:一是水在高原地区可能70℃或80℃就煮沸了;二是餐饮具消毒时考虑到抵抗力较强的微生物,所以推荐开水煮沸 10 分钟。

(2)化学消毒剂对空气消毒,一定是在无人室内环境。室外的空气消毒是没有必要的。

(3)外环境的表面(如马路、广场、草坪等)不应反复喷洒消毒剂,避免使用飞机广泛地喷洒消毒剂,如果有明确的局部环境受到了病菌污染,用消毒剂做一次性的终末消毒即可。大面积反复喷洒消毒剂存在环境污染的风险,要避免。

(4)向人体表面大量喷洒消毒剂,包括强迫通过消毒通道,可能使消毒剂经呼吸道吸入,经皮肤吸收,有可能存在损害人体健康的风险。

## 12. 疫情期间如何做好生活垃圾的收集和处理

居民家庭垃圾要做好分类收集,及时倾倒,做到日产日清,不要放在楼道内过夜。普通的口罩可以按照生活垃圾处理。丢弃垃圾返回后要立即洗手。居家隔离人员所产生的垃圾要纳入医疗废物处置范围,要用专用垃圾袋包装后丢弃至社区内的指定垃圾桶,不得倒入普通生活垃圾桶。

街道、社区和物业公司要合理设置垃圾收集设施或垃圾桶。加强对垃圾收集设施或垃圾桶及其附近区域的清洁消毒和居民日常生活垃圾分类收集和管理。

## 13. 疫情期间如何做好家用化学品的存放和使用

居家生活空气清新剂不要过量使用。空气清新剂大多是由乙醚和芳香类香精等成分组成的,这些成分过多释放到空气中后,本身就成为一种污染物质。空气清新剂中含有的芳香类物质,会刺激人的神经系统、影响儿童的生长发育等。而且这些污染物质自身分解后,又可以产生新的危害物质。不同的空气清新剂,只是加入的香精不同,气味不一样而已。而且,空气清新剂实际上是掩盖了异味,并不能从根本上消除异味。再者,有些空气清新剂中含有一些有毒有害物质,不仅污染环境也对人体有危害。

居家使用蚊香在保证驱蚊效果的同时,要尽量少地吸入烟雾。蚊香除了含有香料成分之外,主要原料是除虫菊酯类,即天然的除虫菊或人工合成的类似物丙烯除虫菊素等。这类杀虫剂对人的毒性较小,制作蚊香的原料还有黏合剂、防腐剂、助燃剂等,它们在燃烧时全部可经人的呼吸道吸入气管至肺部,部分可在呼吸系统沉积造成危害。室内尽量不用蚊香驱蚊,应以安装纱门、纱窗、蚊帐等手段防蚊子飞进室内。即使需要点燃蚊香,也要尽量使蚊香的烟在人们呼吸范围以外,如头朝上风而卧,蚊香应放在胸部以下处,使烟雾飘向胸部以下。家中有婴幼儿时,室内尽量避免使用蚊香,要用蚊帐来防蚊。

居家使用的 84 消毒液、除味剂、管道疏通剂等化学品在保证清洁消毒效果的同时,要注意合理储存和使用。84 消毒液存放过多,会挥发产生刺激性气味,长期吸入这种气体,轻则损伤呼吸道,重则诱发疾病。一不小心还有可能被儿童拿到,发生误食、误触,造成意外伤害。此外,84 消毒液和洁厕灵混用还会产生氯气,导致出现中毒事件。因此,长期不用的 84 消毒液、除味剂、管道疏通剂等日用化学品最好留在储物间分类存放,不建议全部放在卫生间内。

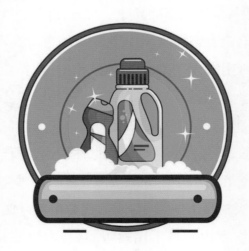

### 14. 疫情期间公共场所需要采取哪些防控措施

疫情期间公共场所的防控措施主要是通风换气和

清洁消毒,具体应该做好以下几个方面:

(1)营业前,应当进行彻底清洁消毒:对物体表面进行预防性消毒处理,譬如卫生间、宿舍、餐厅等;所有场所都要开窗通风,如果不能开窗通风,可以把中央空调清洗消毒后,先打开运行一段时间,确保在营业前,整个场所空气流通。

(2)在营业过程中要做好以下几个方面:

1)保持场所内空气流通,可以开窗通风,有条件的可以开启排风扇等抽气装置,加强室内空气流动,特别要确认厢式电梯的排气扇、地下车库通风系统运转正常。

2)加强场所内清洁消毒,对机场、车站等人员密集场所的环境物体表面增加消毒频次;对高频接触的门把手、电梯按钮、开关等部位加强清洁消毒。

3)垃圾应当分类并及时处理,垃圾桶及地面和墙壁要保持清洁。

4)卫生间应保持地面、墙壁清洁,洗手设施运行正常,洗手池无污垢,便池无粪便污物积累。有条件的场所,还可以在人员流动比较大的地方,如门口、电梯口等,放置速干手消毒剂或感应式手消毒装置。

5)在场所内显著区域,采用视频滚动播放或张贴宣传画等方式开展健康宣教。

6)要设立应急隔离区域,加强应急处理。如发现疑似或确诊病例,需要专业人员对其污染的场所和物体表面进行终末消毒。

## 15. 疫情期间如何做好手卫生

在疫情期间,人人都需要做好手卫生。

保持手卫生有两种方式,洗手或用手消毒剂。洗手可用洗手液(或肥皂)在流水下洗手。手消毒剂可选用含醇速干手消毒剂或醇类复配速干手消毒剂揉搓双手,也可直接用 75% 乙醇擦拭双手;对醇类手消毒剂过敏者,可选择季铵盐类等有效的非醇类手消毒剂;特殊条件下,也可使用3% 过氧化氢消毒剂、0.5% 碘伏或 0.05% 含氯消毒剂等擦拭或浸泡双手,并适当延长消毒作用时间;若无消毒剂也可用有效的消毒湿巾擦拭双手。当有肉眼可见污染物时应先使用洗手液在流水下洗手。

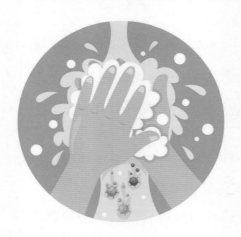

## 16. 含氯消毒剂和含碘消毒剂使用注意事项

含氯消毒剂主要用于物体表面、织物、水、果蔬和食饮具等的消毒,在使用时,应选择合法有效的消毒产品,并严格遵照产品说明书使用。含氯消毒剂的注意事项:使用时应现用现配,使用过程中应戴手套,避免接触皮肤;配制和分装高浓度消毒液时,应做好个人防护(佩戴口罩和手套),如不慎溅入眼睛,应立即用水冲洗,严重者应就医;外用消毒剂,不得口服,应置于儿童不易触及处;因其为强氧化剂,不得与易燃物接触,应远离火源;置于阴凉、干燥处密封保存,不得与还原物质共储共运;不可与洁厕灵等同时使用。

含碘消毒剂主要用于皮肤消毒、黏膜冲洗消毒和卫生手消毒,在使用时,应选择合法有效的消毒产品,并严格遵照产品说明书使用。含碘消毒剂的注意事项:对碘过敏者慎用;外用消毒剂,禁止口服,应置于儿童不易触及处;应密封、避光,置于阴凉通风处保存。

## 17. 如何做好居家消毒和个人防护

在传染病流行期间,尽量避免密切接触家禽和野生动物;尽量避免到人群聚集、通风不良的公共场所,外出佩戴口罩。外出回家后,应及时用洗手液在流水下洗手,

或用速干手消毒剂进行手卫生。桌椅等物体表面每天
做好清洁,可定期消毒。室内做好通风换气,自然通风
或机械通风,冬天开窗通风时,需注意防止由于室内外
温差大而引起感冒。有客人(身体健康状况不明)来访后,
及时对室内相关物体表面进行消毒,可选择合法有效的
消毒剂或消毒湿巾擦拭消毒。

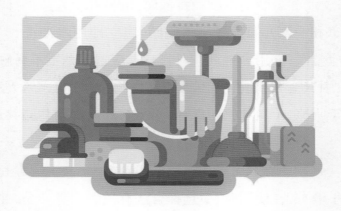

# 六、生物安全知多少

## 1. 什么是生物安全

生物安全,总体来说是指个体或生态系统的正常状态、生物的正常生存以及人的生命和健康不受致病有害生物、外来入侵生物以及现代生物技术及其应用侵害的状态。同时,也是国家应对各种生物因子威胁和持续保障国民安全能力的重要体现。

根据文献报道,生物安全涵盖的领域包括:人和动植物新发突发传染病,人类遗传资源及各种生物资源,生物技术使用,外来生物入侵,微生物耐药,生物恐怖和生物武器,实验室安全等。

## 2. 生物安全重要吗

生物安全是国家安全的重要组成部分。以传染病为例,人类社会发展、延续至今就是一个与传染病相互共生和相互斗争的伟大进程,这种斗争与依存从未真正远去,而是历久而弥新,愈演愈烈。近30年来,全球出现新发传染病约40多种,并以每年新发1种的态势发展,传播范围广、传播速度快、社会危害大,成为全球公共卫生的重点和难点问题。系统规划国家生物安全风险防控和治理体系建设,是全面提高国家生物安全治理能力的重要体现,是保障人民健康和生命安全,维护社会稳定的迫切需要。

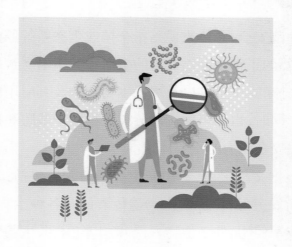

## 3. 我国有《生物安全法》吗

我国生物安全领域的有关工作分别由各部门负责管理,目前未颁布过《生物安全法》,但我国早在20世纪90年代就开始了关于综合性生物安全法的立法研究工作。

2019 年 10 月 21 日,《生物安全法》草案首次提请十三届全国人大常委会第十四次会议审议。2020 年 2 月 14 日,中共中央总书记、国家主席、中央军委主席、中央全面深化改革委员会主任习近平要求有关部门要尽快推动出台《生物安全法》,加快构建国家生物安全法律法规体系、制度保障体系。

## 4. ▶ 为什么要保持微生物在自然界的生态平衡

现有生物物种携带有成千上万的微生物(包括病毒、细菌、真菌和寄生虫),它们是这些微生物的宿主。通常特定的微生物都有其专门的寄生宿主,维持着生态平衡,但由于人为或其他原因会使微生物转移到新的宿主体内。

这些微生物有可能在原来的动物宿主体内是非致病性的,一旦传播到人类,生存环境突然发生了变化,微生物会随着环境的变化而改变自己的遗传结构,随着致病性改变从而引起人群的疾病。因此,要保持我们肉眼看不到的微生物物种所构建的微生态平衡是一件特别重要的事情。

## 5. ▶ 真的存在外来生物入侵吗

外来生物入侵是指生物物种由原产地通过自然或

人为的途径迁移到新的生态环境的过程。福寿螺、美国白蛾等有害生物以及非洲猪瘟等对我国来说都是外来生物入侵,这个物种是外来的、非本土的,后来在我国的自然或人工生态系统中定居、自行繁殖和扩散,最终严重影响当地生态环境,损害当地的生物多样性。所以说,外来生物入侵是存在的,而且还能带来很大的危害。

近些年来出国旅游人数屡创新高,"海淘"让国际邮包数量暴增,这些因素都会导致外来物种入侵风险的骤然增加。也许在不经意间,你就会成为外来有害生物的携带者、传播者。所以提高对有害生物物种的辨识能力,不私自放生或携带自己不了解的动植物对人类也是一种保护。

## 6. 如何保障实验室的生物安全

生物安全实验室是对感染性微生物进行科学研究过程的场所,要采取防护和管理等综合措施避免这些生物危险因子对实验室人员及周围环境造成危害,开展科学研究的同时对人与环境实现安全防护。

实验室的设立与建设应经过有关部门审批同意,操作哪类病原也有严格的限制,并有严格的规章制度和防范意外的措施。实验室建设的物理防护要求能够把病原微生物局限在一定的空间内,操作人员首先应通过穿防护服,戴手套、口罩等做好个人防护,实验室内严格使用生物安全柜等安全设备,实验室产生的废水、废物应高压灭菌后才能排出。实验室的空气应经过高效过滤装置(high effieiency particulate air filter,HEPA)才能排出,避免有风险的生物因子对人体造成危害和污染环境。

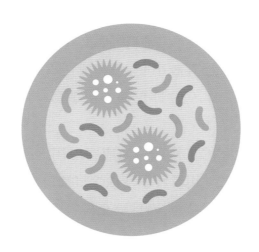

**7.　实验室工作人员防护要求有哪些**

一般情况下工作人员在开始实验操作前,必须穿好工作服,戴好帽子、口罩和手套后方可进入实验室从事相关工作。禁止在实验工作区内饮食、吸烟、处理角膜接触镜和化妆等;在接触病原体及标本后,不得随便接听电话或触摸公共用具等,以免造成污染,危害他人。

离开实验室时必须在固定的实验室区域摘掉手套、帽子等防护用具并彻底洗手。

当操作致病程度高的病原体时,要做到:

(1)佩戴 N95 口罩,按照操作者鼻部的尺寸调整口罩的鼻金属夹,以保证呼出和呼入气体确实经过口罩过滤。

(2)佩戴外科手术帽,并遮盖住双侧耳部。

(3)佩戴防护面罩,或防护眼罩。

(4)佩戴双层乳胶手套,每完成一次可能会有病原体的样品操作后,应立即更换外层手套,再进行下一步操作。

(5)实验室的工作服外面应穿专用的连体防护服,手臂佩戴袖套,并用乳胶手套袖端将袖口覆盖、绷紧。

(6)双脚穿着鞋套,而且鞋套需紧密固定在腿部,避免滑落。

## 8. 耐药微生物的生物危害性

耐药微生物带来的危害已引起全社会的关注和讨论,世界卫生组织已将其列为 21 世纪最重要的公共安全问题之一。微生物是地球上出现最早的生命,比人类历史要长得多。在长期的进化过程中,形成了强大的自我保护功能。

耐药就是微生物使抗生素失去作用以达到其生存的目的。微生物耐药产生的主要原因有临床治疗中抗生素的不规范使用、养殖业中的滥用和生产加工企业排放含有抗生素的废水等。对于公众来说,需要做到日常不滥用抗生素,尽量选用感染细菌特异的抗生素,生病后遵循"能吃药就不打针,能打针就不输液"的原则,到正规医院就诊,而不是自己随意服用抗生素。

**9.　禁止猎奇探险人类尚未涉足的地方**

有一些原始地带,那里的微生态与我们现在人类经常活动场所的微生态环境存在较大差异。由于人类有意或无意地涉足了这种原始地带,人可能会被感染,也可能带回具有潜在危害性的微生物,进一步感染我们周围环境中的家畜、家禽,导致动物疫情的发生,进而危害人群的健康。所以不要涉足人类没有去过的地方,别去猎奇探险。

**10.　病原体通过空气传播的知识你了解吗**

经空气传播是呼吸系统传染病的主要传播方式,含有病原体的飞沫随着患者的呼气、打喷嚏、咳嗽会排入环境中。大飞沫很快落到地面或物体表面,小飞沫可在空气中悬浮一段时间,还可以形成所谓的"气溶胶"。

飞沫在空气中失去水分后剩下的蛋白质和病原体组成飞沫核，其以"气溶胶"的形式传播，在空气中存留时间较长，耐干燥的结核杆菌、白喉杆菌以此方式传播。含有病原体的飞沫落在地面，干燥后形成尘埃，吸入后可引起感染。炭疽杆菌芽孢、结核杆菌等均可以此方式传播。

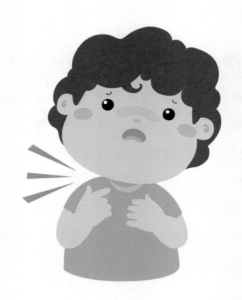

**11.** **你了解基因工程的生物安全问题吗**

我们拿基因克隆为例，通过生物技术手段将具有某种特定功能的外源基因转入到另一生物体内，从而使生物具有新的性状与功能。很多情况下，基因工程用以开展研究或赋予某些生物有益的基因,让它向有益于人类的方向发展。但自然界中的病原体有时会自然重组,从而获取新的基因,改变了致病性和传播能力,从而引发潜在的公共卫生安全隐患。因此,对于基因改造的安全性评价至关重要,要加强基因工程的管理与监督,避免滥用基因改造技术。

## 12. 新发传染病有疫苗吗,研发疫苗的程序有哪些

通常没有任何的现成疫苗可有效应对新发传染病。对一个新病原体,如新型冠状病毒,尽快研发有效的疫苗才能对人群进行免疫防护。为了加快研发进度,切实保障成功率,灭活疫苗、mRNA 疫苗、重组蛋白疫苗、病毒载体疫苗、DNA 疫苗等多种机制的疫苗是并行推进的。疫苗在实验室完成后进入动物试验阶段,然后才能开展小规模人体实验,获得满意的保护效果和安全性后批准上市。但是我们必须认识到,疫苗作为一种应用于健康人的特殊产品,对其安全性的要求是第一位的,然后才能开展有效性评价。所以必须遵循科学规律,严格按照程序和规范来做,让科学研究真正造福人类。

## 13. P3、P4 实验室代表什么

根据对所操作生物因子采取的防护措施,我国法

律将实验室生物安全防护水平分为一级、二级、三级和四级，一级防护水平最低，四级防护水平最高，分别对应P1、P2、P3和P4实验室。P3级实验室是操作能够引起人类或者动物严重疾病，比较容易直接或者间接在人与人、动物与人、动物与动物间传播的微生物，如鼠疫、禽流感等；P4级实验室是操作能够引起人类或者动物非常严重疾病的微生物，以及我国尚未发现或者已经宣布消灭的微生物，如埃博拉，天花病毒等。

## 14. 病原微生物是怎样分类的

　　根据我国相关管理规定，目前对病原微生物共分为四类，一类最强，四类最弱。一类：能够引起人类或者动物非常严重疾病的微生物，以及我国尚未发现或者已经宣布消灭的微生物。具有高个体危害和高群体危害，引起的疾病一般不能治愈，如天花病毒、埃博拉病毒等。二类：能够引起人类或者动物严重疾病，比较容易直接或者间接在人与人、动物与人、动物与动物间传播的微生物。具有高个体危害和低群体危害特征，如高致病性禽流感病毒、布鲁杆菌等。三类：能够引起人类或者动物疾病，但一般情况下对人、动物或者环境不构成严重危害，传播风险有限，具备有效治疗和预防措施的微生物。具有中等个体危害和有限群体危害特征，如甲型肝炎病毒、乙型肝炎病毒等。四类：在通常情况下不会引起人类或者动物疾病的微生物。具有低个体危害和低群体危害。我们把第一类、第二类病原微生物统称为高致病性病原微生物。

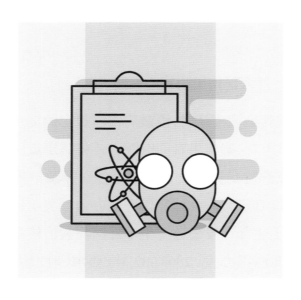

# 七、暴发疫情下的救护安全

## 1. 什么是传染病定点医院

出现传染病疫情时，由政府部门规定的定点收治传染病确诊患者、疑似患者的医院为传染病定点医院。传染病定点医院是突发公共卫生事件医疗救治体系建设中的重要组成部分。根据《国务院办公厅关于转发发展改革委、卫生部突发公共卫生事件医疗救治体系建设规划的通知》(国办发〔2003〕82号)要求，地市级传染病医院承担防治任务，负责传染病疑似患者、确诊患者的集中收治和危重传染病患者的重症监护工作。此外，在发生传染病疫情时，有能力收治传染病患者的综合性医院也会被确定为传染病定点医院。

## 2. 为什么要设立传染病定点医院

"控制传染源、切断传播途径、保护易感人群"是国际公认的防控传染病的三大措施，对传染病确诊患者进行集中隔离和收治可有效控制传染源,防止疾病在人与人之间传播,对于疾病的防控具有重要意义。以往大量事实已经证明,发生传染病疫情时,严格隔离效果十分明显。由传染病定点医院对确诊患者、疑似患者进行集中隔离和收治,将使每一位患者得到及时治疗,使所有潜在人群处于保护之中。

**3.  传染病定点医院与普通医院的区别是什么**

由于传染病的特殊性,对于收治传染病患者的医院或综合医院的传染病病区的设计和管理要求与普通医院不同。为了避免发生医护人员的院内感染和患者间的交叉感染,传染病医院或综合医院的传染病病区的设计要求细化功能分区:①清洁区——医护辅助区,包括医护休息室、备餐间、值班室、医护卫生间等;②半污染区——医护工作区,包括护士站、治疗室、医生办公室等与负压病房相连的医护走廊等;③污染区——病房区,包括负压隔离病房、隔离病房、缓冲间、患者卫生间、污洗间等。相较于普通医院,传染病医院或综合医院的传染病病区对医护人员的防护要求更严、对医疗废物的处理流程更复杂、对环境无菌程度的要求更高。综合医院的传染病病区应独立设置,医疗废物应与普通病区的分开处理。总的来说,传染病定点医院的硬件条件和管理

要求需满足防治传染病的要求,而普通医院可能达不到
这些要求。

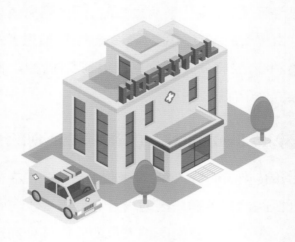

### 4.　什么是方舱医院

　　方舱医院一般由医疗功能单元、病房单元、技术保
障单元、生活保障单元等部分构成,是一种模块化卫生
装备,具有紧急救治、外科处置、临床检验等多方面功
能,在各种应急救治、部队野战医院等领域广泛使用。
在面对新发传染病流行时,我国建设的方舱医院不同于
战时或抗震救灾时启用的野战移动类医院,其是我国公
共卫生防控与医疗的一个重大举措,方舱医院多由大型
公共场所改建而来。

## 5. 为什么要设立方舱医院

面对疫情,最紧迫的任务是解决病原体的社会传播和扩散问题,如果大量轻症患者居家或疑似患者在社区游动,会成为疫情扩散的主要源头,在医院床位紧缺的情况下,部分患者若得不到有效收治病情可能发展为重症、危重症而危及生命。方舱医院以收治,轻症患者为主,在患者数量较大时,替代医院行使医疗职能,可为及时救治大量患者发挥巨大作用。此外,开放式的空间,也可以让医护人员照顾更多的患者,提高效率,节约医疗资源。

## 6. 方舱医院的环境如何

方舱医院设有护士站、抢救室、患者通道、医用品存放处等,另外还有配套的检验室。除此之外,配备有床位、桌椅、电热毯及其他生活用品。由于方舱医院收治的都是轻症患者,其需要的治疗强度并不是很大,虽然医疗环境比不上医院,生活环境比不上家里,但患者生活都可以自理,医疗环境和生活环境也可满足轻症患者的需求。可以说方舱医院是轻症患者的"治疗社区",这虽不是"至善之策",确是可取之策、现实之策。

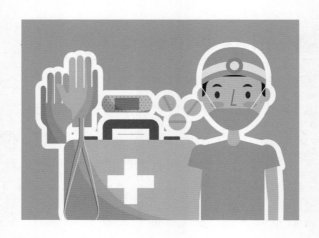

**7.** 　在方舱医院接受治疗安全吗

　　由于方舱医院收治的患者都是确诊的、轻症的、经过医生筛查判断的患者,患者病原体相同,不存在交叉感染问题。治愈后的患者也会产生抗体,可对抗病原体的侵入。即使患者病情恶化,也会被及时转送到传染病定点医院进行救治。所以,轻症患者在方舱医院接受治疗是安全的。

**8.** 　方舱医院的医疗条件如何保障

　　方舱医院有洗消方舱、储物方舱、药品方舱、灭菌方舱、检验方舱、手术方舱、急救方舱、电站方舱等,有急救、手术、检验、X线等多个模块化系统及辅助设备。各个模块化系统既可单独使用,也可无缝连接组建成大型医院,便于对轻症患者进行快速、高效的处置。由于是大规模集中收治,相关配套管理、保障工作会抓得更细,舱内无菌程度完全可以达到三级甲等医院的标准。

### 9. 如何实现传染病的分级防控

发生传染病疫情时,为将疫情影响降到最低,各地应根据实际情况,分区分级精准防控。"疫情防控是前提,有序可控是要求。"根据实际情况,各地区可划分为低风险、较低风险、中等风险、高风险、极高风险 5 个风险等级,推行差异化、精准化传染病防控策略。

### 10. 疫情下普通疾病就诊流程

疫情下普通疾病就诊流程与平时有所不同(图 1),原则是就地诊治,减少人员流动奔波,排查在先,降低传播风险。鼓励提前网上预约挂号,按时段就诊。对于慢性病患者(如高血压、糖尿病、肝病等)可以在有资质的互联网医院就诊、取药。就诊过程需佩戴好口罩,有条件时,候诊区尽量宽敞、通风良好。候诊椅子至少间隔1m 距离。如需转院,尽量在属地医院做好胸部 CT 及核酸检查,阴性方可转院。

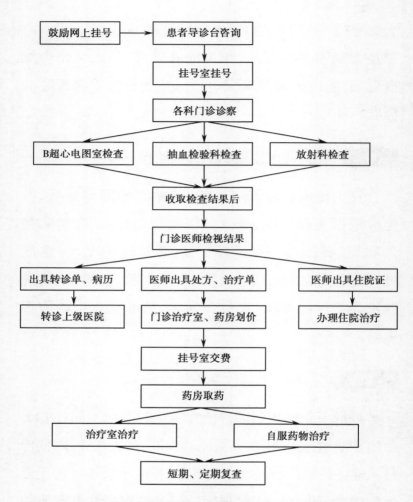

图 1　疫情下普通门诊就诊流程（以各医院实际公布的
就诊流程为准）

## 11. 疫情下发热就诊流程

　　第一步是进行发热筛查和预检分诊;第二步是区分疑似病例,发热门诊医生根据患者临床表现、实验室检查及胸部 CT 检查,结合流行病学史,做出是否为疑似病例的诊断;第三步如确定是疑似病例,需专家会诊,收入定点医院隔离治疗,并网上直报,非疑似病例可接受日常门诊治疗或住院治疗;最后,确诊病例在定点医院按照指南要求严格隔离治疗。对患者所处的所有就医环境进行消毒,对患者密切接触者进行观察,如图 2 所示。

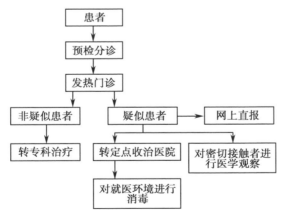

图 2　发热患者就诊流程

## 12. 疫情下在普通医院就诊如何做好个人防护

患者到医院就医,一定要佩戴口罩。到一般门诊就诊,正确佩戴一次性医用口罩即可。如果去发热门诊,建议佩戴医用外科口罩,并尽量乘坐私家车、出租车或网约车就医。到了医院后不要乱摸,特别是电梯等公共区域。可以带上纸巾,按电梯时,用纸巾包住手指按,按完电梯后将纸扔入指定的垃圾桶内。回家后一定要好好洗手。对于急症或危重症患者,就诊时注意做好防护。回家后按照七步洗手法认真洗手。目前医院最多可为高血压、糖尿病、慢性肝病等需要长期用药的患者一次性开三个月的药。若患者是老年人,家属可持其身份证、医保卡等证件代为领药。

## 13. 疫情下在传染病定点医院接受治疗如何做好个人防护

由于患者本身患病,并且处于患者比较集中的病区,存在交叉感染的风险。患者在治疗期间应该听从医嘱,在病房内活动,不要随意到其他区域。应按照医院的要求进行必要的防护,如佩戴口罩、勤洗手等。患者的分泌物按要求进行处置,如痰液(排泄物)应吐(排)到指定的含有消毒剂的容器内,生活垃圾放入指定的垃圾桶内。治愈出院或者转院时应对所有物品进行消毒处理。

## 14. 疫情下在方舱医院接受治疗如何做好个人防护

在方舱医院接受治疗的患者虽然都是轻症患者,但是由于所处的环境比较特殊,仍需要按在医院住院治疗的要求做好个人防护。有患者在方舱医院治疗期间通过学跳民族舞、广场舞等愉悦身心。就此,专家提醒广场舞等集体活动仅适合已进入恢复期的患者,绝大多数患者还应安静休息,避免剧烈运动。如果患者病情还没有到恢复期,不建议跳广场舞,因为这仍然算一种耗氧量较大的剧烈运动,可能造成延长康复时间、引发并发症等问题。

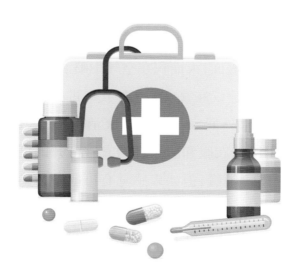

# 八、居家防护要做好

## 1. 如何保持室内卫生

要勤打扫，保持室内整洁干净，提倡用有盖的垃圾桶。可以选择室外空气质量较好时开窗通风，早、中、晚均可，每次通风 15~30 分钟，当户外空气质量较差时，通风换气频次和时间应减少。

如果家中没有陌生人进屋，也没有人感到身体不适，不必频繁消毒。酒精消毒最好用在手上，或用在面积较小的物体表面，大面积在空气中喷洒酒精有安全隐患，应避免；不建议在家安装紫外线灯进行空气消毒。

一般从室外回家不必对鞋底消毒；外套要挂在门口，把出门穿的衣服和居家穿的衣服分开即可，没必要每天都对外套消毒，但如果感觉有可能被污染，则需要进行消毒。

建议对手机等外出经常触摸使用的物品消毒。手机消毒时可先关闭电源，蘸取酒精或其他对物品没有损害的消毒纸巾擦拭表面,从而防止病毒等通过手接触感染物品后再通过触摸鼻子、嘴巴等黏膜进入体内。

## 2. 如何做好个人清洁

如果家中没有疑似患者,也没有密切接触者或疫区回来的家人,则不需要在家中佩戴口罩。特别要注意年龄极小的婴幼儿不能佩戴口罩,否则易引起窒息。

注意个人卫生,特别是勤洗手很重要,外出回家后一定要及时洗手,用洗手液(肥皂)和流水洗手。不需要在每次外出回家后都洗头,保持头发的日常清洁即可。

普通居家生活中衣服舒适就好,不必考虑衣物材质和静电问题对病毒吸附的影响。病毒是通过飞沫传播,并不是单独在空气中,其可能在任何材质的衣物上停留,勤洗手、戴口罩、不乱摸自己的口、鼻、眼比选择衣服材质更重要。

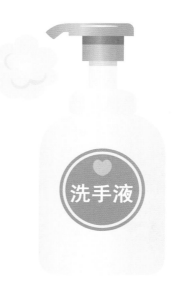
洗手液

### 3. 家用体温计如何选择

家里要置备体温计,勤测体温,做好家庭成员的健康监测。常用体温计有三类:水银体温计、电子体温计和红外线体温计,其中,红外线体温计又分为耳温计和额温计。每种体温计的特点不同,可以根据实际情况选择,并按照说明正确使用。

水银体温计是最常见的体温计。其优势是测量结果准确、稳定性高、价格便宜。但使用比较麻烦,需要先将温度计度数甩到35℃以下,再放在腋下10分钟或舌下3分钟测量温度。而且体温计易损,水银有剧毒,使用时要小心。

电子体温计测量时间短,测量精度高,不含水银,比较安全,但电子体温计的测量值也会受到电子元件、电池供电状况等因素影响。

耳温计是最准确、最便捷的测温仪器,只需1~2秒就可从耳朵测得体温,但价格较高,一般家庭购买较少。额温计也有快速测量的优势,但受额头温度的影响,相对而言,准确度没耳温计高。

### 4. 居家运动有哪些注意事项

要避免久坐少动,居家运动要注意以下事项。

（1）场地选择：选择相对宽敞的空地，避免磕碰家具电器受伤，如果地面为大理石等光滑材质，切记做好防护的同时避免剧烈快速移动性运动，防止跌倒。

（2）科学运动：运动装束要合适，以运动装为佳，还要穿上运动鞋；开始运动前要做热身运动；如果已经形成相对固定的运动方式，可以继续坚持；运动后需要补充水分，但剧烈运动后不要立即喝水也不要喝凉水。

（3）量力而行：运动最好规律并达到一定的运动量，但强度和时间要适合个人特点。可根据自身需求制定运动计划，结合塑形、减肥、养生等运动目标及自身有无基础疾病来选择相应的锻炼方式。

（4）避免扰邻：运动时尽可能减少对邻里生活的干扰，比如进行跳跃运动时最好减小幅度，或者以其他运动来代替；热衷于广场舞的朋友要征得别人同意且音乐声音不宜过高，以免影响他人。

### 5. 有哪些推荐的居家运动方式

（1）中老年人：可以选择传统养生项目，如太极拳、八段锦等，体能较弱者比划动作即可。锻炼过程中注意配合细、匀、深、长的腹式呼吸，每天运动时间控制在30~40分钟即可。需要注意的是，如果有基础疾病则应遵医嘱。

（2）幼儿、青少年：可以每天定时做广播体操，也可以根据个人情况针对性进行灵敏协调练习、心肺耐力类练习、平衡性练习、力量性练习以及柔韧性练习等。具体运动方式可参考学校要求或国家体育总局体育运动科学研究所提供的方案。

（3）亲子居家运动：射门游戏、扔沙包、套圈等都可成为亲子运动方式，家长也能从中给予孩子高质量的陪伴。但运动前父母和孩子都要进行热身运动。居家运动视频可参考国家体育总局整理的"科学健身科普微视频专栏"：http://www.sport.gov.cn/n4/n15200/index.html。

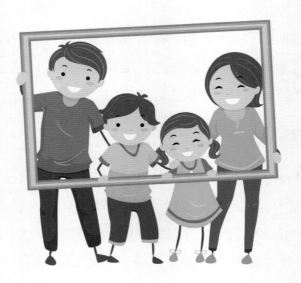

## 6. 云办公久了如何缓解视疲劳

尽量选择屏幕较大的电子设备。建议选择顺序为：投影仪、电脑、平板电脑，最次为手机。房间光照要充足，屏幕亮度应与环境亮度相适应，避免强光直接照射屏幕，减少屏幕反光。

眼睛离电脑屏幕的距离应不少于50cm（约一臂远），眼睛稍稍向下看时，电脑屏幕的中心位置应该在眼睛视线下方10cm左右。

连续看电子屏幕的时间不要太长，建议看屏幕20分钟后抬头眺望6m远处至少20秒钟以上；保证室内合适的温度和湿度，也可摆放一些绿色植物；在使用电脑、手机时尽量每分钟眨眼12~16次，并且要完全闭上再睁开，保证泪液充分湿润眼睛；可通过热敷缓解眼睛干涩和疲劳，即把60℃左右的热毛巾放在闭着的眼睛上；建议多戴框架眼镜；如果干眼症状比较严重，可以考虑滴用不含防腐剂的人工泪液缓解干眼症状或者咨询医生。

## 7. 外卖和快递的正确打开方式

疫情期间应尽量减少外卖点餐。在点外卖时一定要选合法、正规的店铺。点菜品时尽量选择热食，避免吃生冷、凉拌的食物。提醒送餐人员做好防护。收到取餐通知后尽快完成取餐,可选择"无接触配送"。取外卖时应戴好口罩,可以戴一次性手套接拆外卖,或用干净纸巾隔开手和外卖包装袋,也可用酒精消毒外包装。吃外卖前要规范洗手,吃饭时尽量不交谈。外卖在常温下放置不得超过 2 小时,否则应使用微波炉等工具复热。食用时限不超过烧熟后 4 小时。

一般情况下,快递包裹在运输过程中都有防护监管措施,被病毒等污染的可能性很小,所以不必拒收快递。但在取快递的时候,一定注意佩戴口罩和手套,拆下来的包装盒不要带进屋里,拆完快递及时洗手。也可以使用 75% 的酒精擦拭外包装进行消毒。

## 8. 外出乘坐公共交通工具有哪些注意事项

疫情期间尽量减少外出,一定要外出时必须做好防护。在地铁口排队或公交站等车时要戴口罩,坐地铁和公交时也要全程佩戴口罩,中间不能取下,同时注意与其他乘客保持距离。一般佩戴"一次性使用医用口罩"即可,在疫情高发地区则需要佩戴医用外科口罩或 N95 口罩。

尽量不要用手触摸公共交通工具。如果需要拉车内把手,可以戴手套,抵达目的地后再摘下。摘手套后需要马上洗手,用含酒精的手消毒剂、肥皂均可。不必专门购买医用手套,只要不露手指即可。

如果坐车时想打喷嚏,戴着口罩可直接打喷嚏,没有戴口罩时要用纸巾捂住口鼻,或把头埋进手肘,用手肘的衣服挡住口鼻。

此外,建议记录自己的行程,万一出现身体不适,有利于疾控部门掌握线索。

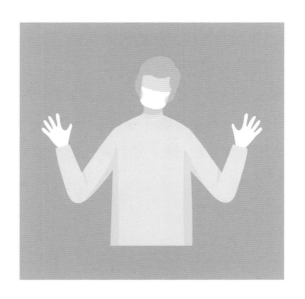

**9.　如何战胜内心恐惧,拥抱美好明天**

传染病的暴发会给我们带来巨大的心理压力,产生一定的消极情绪,这是可以理解的正常现象,接纳这些情绪有助于更好地应对疫情。不过,也不要对所有的负面心态都听之任之,而是要有所调控,及时调整不合理的心态,放松心情、恢复平和冷静,积极乐观应对。

要从正规的新闻媒体渠道接收信息,科学认识病原体和传染病流行,做好个人防护,不信谣不传谣。

还可以通过转移注意力或者通过积极联想法来缓解紧张情绪,去联想一些积极的、轻松的场景,比如自己生活中的快乐时光或者世界上宁静致远的风景,还可以畅想疫情结束后自己要品味的人间美好。当然,我们也可以积极寻求专业心理医生的帮助。

"历史长河奔腾不息,有风平浪静,也有波涛汹涌。我们不惧风雨,也不畏险阻。"只要心中的理想信念不动摇,善于运用科学方法,就一定能够平安度过疫情期,迎接美好明天。

# 九、重点人群的防护

## 1. 老年人预防新发传染病日常生活怎么做

老年人因免疫力降低,而且大多数患有慢性基础性疾病,成为易被新发传染病攻击的群体。面对疫情来袭,老年人日常生活中如何做好防控呢?

(1)疫情期间老年人尽量减少不必要的外出、不参加聚会和集体活动,也要主动通知晚辈或朋友减少对自己的探望,如需购买生活用品,可在网上购买或由亲属、照护人员代购。如需出门,一定佩戴好口罩,尽量不触摸其他物品和设施。

(2)居室保持清洁,在天气条件允许时,宜开窗通风,每日 2~3 次,每次约 30 分钟,但如果天气比较寒冷时,可适当减少通风时间和次数,避免受凉。

(3)养成良好的手卫生习惯,防止"病从手入",外出返回后、做饭前、就餐前、如厕后和咳嗽后等,要用七步洗手法洗手。

（4）制订一个健康生活时间表，规律作息，保证充足、规律的睡眠；保持良好情绪，不必过度紧张和焦虑。

（5）保证均衡饮食，充足营养，提高身体抵抗力。每天的膳食要有谷薯类、蔬菜水果类、畜禽鱼蛋奶类和大豆坚果类等食物，少油少盐少糖，足量饮水，提倡老年人饮用白开水和茶水。

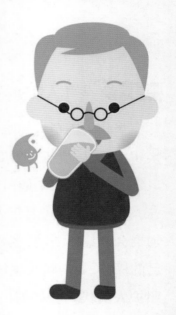

（6）要适当锻炼身体，但不要激烈运动，适合老年人的锻炼方法有太极拳、八段锦、广播操等。一般每次运动时间以 30 分钟为宜，运动后感到微微出汗，稍有疲劳。

## 2.　患有慢性病的老年人如何做好居家疾病管理

大多数老年人患有慢性基础性疾病或存在身体功能障碍，那么疫情期间如何做好居家疾病管理呢？

（1）患有高血压、糖尿病和冠心病等慢性病的老年人，备好常用药品，要遵医嘱按时规范服药，不轻易自行换药或停药。避免错服或漏服药，同时不要针对新发传染病擅自预防性服药。

（2）患有慢性病老年人需要到医院取药时，宜由家属或照护人员代取，尽量减少去医院的就医次数。

（3）通过日常监测血压、血糖、体重等，观察有慢性病老年人身体状况，注意有无用药不足或过量的表现、药物不良反应、体位性低血压、低血糖等情况。

（4）对于活动受限、认知功能有障碍的老年人，家属或照护人员要做好看护和疾病管理。在疫情期间要特别做好呼吸道传染病的预防措施，勤洗双手，必要时居家也要戴好口罩。

（5）长期卧床、肢体活动受限的老年人，要进行肢体康复训练，定期翻身，预防深静脉血栓及褥疮。

（6）在疫情居家期间也应进行适当锻炼；在进行各种活动时，尽量避免跌倒受伤。

（7）主动做好个人健康监测，怀疑有发热时主动测量体温；出现发热、咳嗽、乏力等呼吸道感染症状不要惊慌，及时报告社区医生或按要求去就近指定医疗机构发热门诊就诊。

（8）对以往登记的独居、空巢、留守、失能、失智的特殊老年人以及因疫情原因新形成的特殊群体，社区应做好摸底、登记以及救助服务。

### 3. 疫情期间,入住养老机构的老年人如何做好防护

为防止新发传染病在养老机构的输入和扩散,入住的老年人及其家属要理解和配合养老机构在疫情期间的封闭式管理制度。

(1)老年人应尽量居室活动和用餐,减少相互走动接触的机会,必要时佩戴口罩。

(2)养老机构护理人员要做好传染病防护,减少外出,戴口罩、勤洗手,避免交叉感染。

(3)按规定做好养老机构老年人、护理人员、管理人员的疾病监测和登记,发现异常及时报告和就诊。

(4)避免家属不必要的探视,尽量采用电话、视频探望的方式,家属给老年人送来的物品应由专人进行外包装消毒后再拿给老年人。

(5)护理人员做好老年人的精神鼓励、情感关怀和心理疏导,缓解老年人对疫情的焦虑恐惧情绪,同时鼓励老年人通过电话、网络与亲属交流沟通,缓解他们的焦虑恐慌情绪。

(6)老年人不得擅自离院,因身体原因确实需要外出就诊的老年人,返院后,应当设立隔离区进行隔离观察。

（7）有慢性病的老年人尽量通过网络平台看病、买药，若无法实现线上问诊和线下药物配送，可由机构派专人或老年人家属到医院完成线下问诊、取药。

## 4. 慢性病患者在疫情期间如何防护

人群普遍对新发传染病易感，但由于慢性病患者的抵抗力相对较低而更易感染；且一旦感染病情发展相对更快，程度会更为严重，死亡风险更高。因此，慢性病患者更应做好对新发传染病的防护和慢性病管理。

（1）慢性病患者应充分了解和认识新发传染病对慢性病患者的危害，要加以重视。

（2）应采取更加严格的防护措施，尽量减少外出，不参加聚集性活动，避免到疾病流行地区和人员密集地方；外出和在公共场所须佩戴口罩；保持手卫生，勤洗手；保持良好卫生习惯，居室勤开窗通风，保持家居、餐具清洁，勤洗勤晒衣被；保持良好和充足的睡眠。

（3）保持健康生活方式，合理膳食，少油少盐；适量运动，提高自身免疫；戒烟戒酒；做好心理调适，不轻信谣言。

（4）做好健康监测和慢性病指标的观察，主动进行日常血压、血糖、体重等指标的监测，观察病情变化，发现异常可通过网络和电话与社区医生联系,必要时做好预约,在防护下就诊。同时主动做好体温监测,若出现新发传染病可疑症状时,及时告知社区医生或按要求到就近定点医疗机构及时就医。

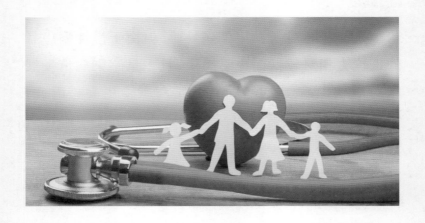

**5.**    **疫情期间如何做好慢性病自我管理**

慢性病主要包括各类心脑血管疾病、慢性呼吸系统疾病、肿瘤、糖尿病等代谢疾病以及其他系统慢性疾病,慢性病属于迁延性疾病,因此在疫情期间不能间断治疗,要做好病情的观察和长期的服药和管理。

(1)在日常生活中遵照医嘱治疗和管理已有的慢性疾病,在疫情期间备齐各类药物,不能停药,尽量不换药,每天按时足量服药或继续相关的治疗。

(2)改善不良生活方式,控制慢性病危险因素。尽量做到食物多样,谷类为主,粗细搭配,多食蔬菜水果,兼食畜禽鱼蛋、奶类、大豆坚果类等,少油少盐少糖。根据病情调整进食总量,控制体重;适量运动,根据身体状况选择适当的锻炼方式,疫情期间尽量居家锻炼,不参加集体活动;戒烟戒酒;规律生活,充足睡眠,清洁卫生;保持乐观积极心态,减少对疫情的恐慌和恐惧心理,通过多种自己喜爱的方式放松心情。

(3)定期测量血压、血糖、体重、体温或其他需要检查的项目,密切观察所患慢性病的症状变化和病情进展,原则上减少不必要的医院就医次数,可通过电话、网络与社区医生或就诊医生联系,居家做好慢性病治疗和管理。

(4)病情有变化时优先选择家庭医生或与原就诊医生联系,可采用远程和线上医疗咨询;必须去医院时应做好就医前准备、就医途中和就医时防护。

(5)就医前做好预约和资料准备,选择能满足需求的就近医疗机构;就医途中患者和家属应做好防护,尽量乘坐私家车和出租车,避免乘坐公共交通工具;全程佩戴口罩,触摸公共设备之后,避免用手接触口、眼、鼻并及时洗手或消毒;尽可能减少在医院的逗留时间;患者就医、检查和取药时,尽量保持与人的距离至少1m;就医后遵医嘱居家治疗,做好自我观察与管理;如需住院,严格遵守医院相关制度。

## 6. 疫情期间如何备孕和做好孕前保健

突如其来的疫情给公众家庭生活和日常行为带来了很大的影响,同时也会引发人们的恐慌、紧张、担忧等不良情绪。对于准备怀孕的年轻夫妇来说,还可能更为关心在特殊的疫情时期,是否适宜怀孕呢? 如果怀孕会造成什么影响? 如果推迟怀孕应该如何做好准备?

(1)疫情期间不建议怀孕:疫情期间人人都存在感染新发传染病的风险,由于妊娠期间激素变化导致免疫功能和多器官生理改变,孕妇更易感;孕妇一旦感染更易出现并发症,甚至病情发展成为危重症。既往证据显示,感染新发传染病可能会对胎儿健康产生不良影响,如流产、早产、胎儿生长受限、低出生体重,甚至围产儿死亡等状况。另外,疫情期间对疫情的担心和不安,使夫妇双方发生焦虑、抑郁等心理问题风险增大;生活规律和节奏被打乱,身心健康均受到不同程度的影响。因此,疫情期间不是妊娠的好时机,准备怀孕的夫妇,在此期间尽量选择避孕措施,避免非意愿妊娠;同时做好孕前保健,准备计划妊娠。

(2)重视孕前保健,做好生理、心理、避免不良环境

等方面的准备:

1)生理方面:尽量选择夫妻双方身体健康状况良好和精力充沛的情况下备孕。合理营养,控制体重,补充叶酸或含叶酸的复合维生素;改变不良生活习惯(如吸烟、酗酒等),规律起居,居家卫生,良好睡眠;适当身体锻炼。有遗传病、慢性疾病和传染病而准备妊娠的女性,应做好咨询和评估。夫妻可选择线上/网络健康咨询及评估,在身体和疾病控制处于良好的状况下再考虑怀孕。

2)心理方面:怀孕在带来极大喜悦的同时,也可能对夫妻双方的心理状态产生影响。在计划怀孕时,可能会产生担忧及压力,在特殊的疫情应对时期,心理问题会更为严重。在准备怀孕期间,夫妇双方应做好充足的心理调适,纠正不良情绪。如在疫情时期出现心理问题,可通过电话和网上咨询心理医生。

3)环境方面:避免去疾病流行和人员密集地区;避免接触生活及职业环境中的有毒有害物质(如放射线、高温、铅、汞、苯、砷、农药等);避免高强度的工作、高噪声环境和污染环境等;避免密切接触宠物;合理用药,避免使用可能影响胎儿正常发育的药物。

4)为了母婴安全,准备怀孕的夫妇应去医院进行健康医学检查,但是在疫情时期,尽量避免去医院或尽量减少去医院的次数。待疫情过后,适时去医院进行孕前健康体检、咨询与评估。

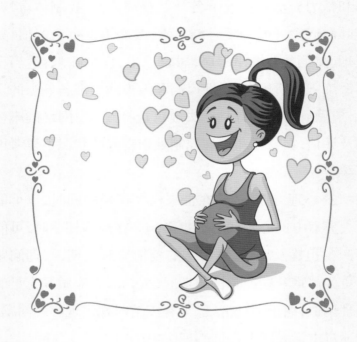

### 7. 孕期如何做好防护与保健

(1)孕产妇是感染的高危人群

女性怀孕后,体内激素水平会发生明显变化,多器官和系统均发生生理改变,其中呼吸系统也会受到雌激素影响,呼吸道黏膜会明显增厚出现充血、水肿,更容易导致呼吸道感染;随着孕周的增加,胎儿不断长大,母体各系统和器官的负担不断加重;妊娠期间对营养的需求会不断增大,但有些孕妇因妊娠反应等原因,会出现营养摄入无法满足需求;孕期免疫功能处于相对抑制状态,机体抵抗力有所下降;以上因素使孕妇对新发传染病感染的风险更高,在此期间更应按要求做好严格的防护。

(2)孕期的防护与保健要点

1)注意个人卫生,生活规律:外出戴口罩,尽量避免用手触摸眼睛和口鼻,勤洗手;保证充足睡眠及适量运动,保持良好的精神心理状态。

2)共同居住的人员数量不要太多:居住场所保持清洁,每天开窗自然通风(开窗通风 15~30 分钟)两次以上,通风时要做好保暖。配备体温计、口罩、家用消毒用品等。

3)平衡膳食,品种多样,少量多餐,避免过度进食,避免体重增长过快;清淡饮食,多吃蔬菜水果,少盐少油少糖,多饮水。孕早期 3 个月补充叶酸(每天 0.4mg),摄入铁、钙含量丰富的食物。

4)孕产妇避免接触来自疫区的人员或疑似患者:尽量避免外出,尤其不去人群密集场所。确需外出时,须佩戴口罩,尽可能缩短在人群聚集场所停留的时间。

5）疫情期间可减少产前检查的次数和延长产前检查的间隔：根据孕妇孕周、是否需要特殊检查等情况，在医生指导下合理安排产前检查；如无特殊情况，尽量减少去医院的次数；提前预约并按时就诊，减少在医院逗留的时间，就医途中和在医院期间做好个人防护。

6）在家做好自我健康监测：定期测量体温、测量血压，监测体重、监测胎动，观察呼吸道感染症状。

7）孕早期注重避免接触有毒有害环境，预防胎儿畸形；孕中期注意观察孕妇血压、血糖、体重、宫高及其他各项指标状况，进行胎儿生长发育监测，按时排畸检查和必要的产前诊断；孕晚期预防妊娠并发症的发生，做好妊娠风险评估和分类管理。

8）注意孕期是否出现阴道流血或流水、腹痛、头痛、心慌、血压增高、视物不清、胎动异常等情况，如有异常及时通过电话或网络与社区医生或产检医院联系，必要时及时就医。孕晚期出现规律宫缩、见红等临产征兆或阴道流水等情况，在防护下及时送医院。

9）妊娠期间要保持心情愉快，精神放松，不受疫情的不良情绪影响；保持良好心态，有助于孕期心理健康和预防产后抑郁症。

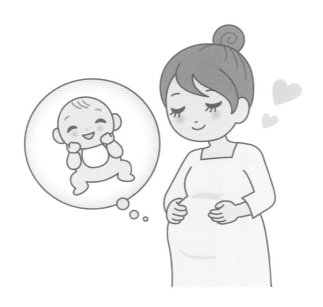

### 8. 产褥期防护和保健要点有哪些

宝宝出生给家庭带来了喜悦,但在疫情期间一定注意做好防护和产褥期保健,以保护母亲和小宝宝的健康和安全。产妇分娩后,要经过一个生殖器官及全身器官恢复至正常的产褥期,我们俗称"坐月子"。在这个特殊时期,有哪些需要我们关注的问题?

(1)传染病流行期间,产妇和新生儿都是感染的高危人群。产妇在产后机体尚未恢复至正常未孕状态,身体处于虚弱状态,免疫力相对低下,这些因素增加了产妇感染的危险性。因此,在这个阶段要重点做好产妇和新生儿的个人防护。

（2）产妇、新生儿及家属返家途中要做好防护，成年人需要佩戴口罩，但不要给刚出生的新生儿戴口罩。到家后立即更换衣物，及时正确处理使用过的口罩、物品和衣物；规范洗手、面部等暴露部位；居家休养避免接触他人，尽量减少同室人员的数量；如产妇身体健康，家庭其他成员也无疫区接触史及无呼吸道疾病症状，在家无须戴口罩。

（3）保持居室空气清新，温度适宜，适时开窗，避免直吹和过冷或过热，以防感冒或中暑。注意个人卫生，勤洗手、勤洗头洗澡、清洁外阴、每日刷牙；勿与家人混用生活用品，避免交叉感染；衣着干净舒适，冷暖适宜；适当增加营养，宜清淡易消化饮食，促进产妇机体恢复和母乳喂养；注意乳房护理，坚持母乳喂养；保证充足睡眠，保持良好心态；适度活动，有助于生殖器官恢复和身体康复。

（4）每日测量体温、心率，观察呼吸系统症状；观察子宫恢复、恶露、会阴或腹部伤口、乳房及乳汁、大小便等状况，观察小儿呼吸、心率、体温、精神、睡眠、喂养等状况，做好产妇和新生儿健康状况监测。发现异常及时联系社区医生或在防护下就医。

（5）通常情况下，社区医生会在产妇分娩后 3~7 天和 28~30 天到产妇家中进行产后家庭访视，为产妇和新生儿进行查体、健康咨询和指导。但在疫情期间,如果没有特殊情况,暂停社区医生到产妇家上门产后访视,产妇和家属可通过热线电话或网络形式与当地社区医生联系和咨询,使社区医生及时了解和掌握产妇和新生儿健康状况。

(6)如果到了产后 42 天检查时间,疫情仍较严重,产妇或家属可联系原分娩医院酌情安排复诊,根据情况决定是否需要按时或推迟去医院产后检查的时间。

(7)疑似或确诊新发传染病感染的孕产妇,在分娩后应与新生儿隔离;隔离期间不推荐直接母乳喂养,应选择适合的婴儿配方奶粉进行人工喂养。在此隔离期间,建议母亲每天定期挤出乳汁,保持泌乳状态,至孕产妇完全排除或彻底治愈病毒感染后,在医生的指导下方可母乳喂养。

## 9. 儿童和成人相比,疫情期间有哪些特别的防护措施

儿童防护,首先是要做好大人的防护——家长别把外边的病毒带到家里来,比如下班、去超市之后回家,进门必须先把外衣脱在门口,然后换鞋,洗手、脸、颈部等暴露部位,换上家里的衣服再和孩子接触。从超市里刚拿回来的购物袋也要离孩子远一些。

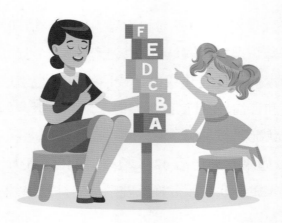

### 10. 疫情期间孩子生病,在什么情况下该去医院

孩子生病时家长不要过度恐慌和焦虑,应首先判断孩子是否有新发传染病接触史。如果孩子很少外出,身边没有确诊或疑似患者,也没有出现新发传染病的典型症状,可以判断感染新发传染病的可能性是非常小的。如孩子因身体出现其他不适而导致的生病,家长也不能轻视,建议先在家中观察,必要时应去医院就诊,在医生的指导下用药。

### 11. 疫情期间如何提高孩子的免疫力

丰富的营养,充足的睡眠,适当的运动,有助于提高孩子的免疫力。

在饮食方面,6个月以下的孩子提倡纯母乳喂养,因为母乳当中含有很多抗体和乳铁蛋白,所以哺乳能够提升孩子的免疫力。6 个月以上的婴儿建议在母乳喂养的同时添加辅食,除要注意饮食卫生和进食安全外,还需注意辅食中是否有充足的优质蛋白质、维生素和微量元素。

在睡眠方面,充足的睡眠对孩子完善自身免疫功能起到非常重要的作用。3 岁之前的孩子平均至少睡足 13 个小时。家长要营造良好的睡眠环境,从而保证孩子睡眠充足。

运动是提高自身免疫力的重要手段之一。疫情期间,家长可以使用"三浴锻炼"和"婴儿操"帮助孩子锻炼身体。"三浴锻炼"是指利用自然因素(空气、日光、水)锻炼身体,从而增进儿童健康。家长要控制孩子的静态行为,不要让孩子整天坐着、躺着。除让孩子帮助家长做些力所能及的家务外,还要创造性地在家多活动,如原地走路、原地跑步等。

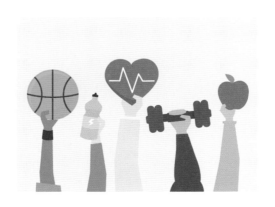